Tim Chester acertou e[m]... câncer que está consumindo o coração da igreja, e este excelente livro encara isso bem de frente. Como esperado, está solidamente ancorado na Bíblia, extremamente bem-documentado e altamente acessível. Mais ainda, Tim também oferece ajuda e conselhos fantásticos, práticos e realistas, dos quais os homens farão bem em tirar proveito. Recomendo veementemente este livro tão oportuno.

Carl Beech, Diretor-geral da Christian Vision for Men

Tim Chester acredita que as igrejas precisam falar sobre pornografia, e escreveu um livro útil que explica o porquê. Acredito que será uma tábua de salvação para aqueles que se sentem encurralados e dizem: "Não consigo mudar". O livro traz uma mensagem de graça, força e esperança.

Ian Coffey, Diretor de Treinamento de Liderança da Moorlands College

Os cristãos acham sexo ótimo, mas seu uso indevido é ruim! A pornografia atrai homens cristãos para um mundo sombrio, um mundo no qual vergonha e culpa substituem alegria e liberdade. Este livro diagnostica com maestria o problema e aponta para a cura divina. As palavras de Tim Chester resgatarão muitos casamentos e muitos homens, conduzindo-os a um lugar em que pureza e paixão coexistem em um relacionamento bíblico.

Stephen e Janet Gaukroger, Clarion Trust International

Tim Chester abordou corajosamente questões importantes neste livro oportuno e relevante. Não tenha medo de ser visto lendo-o. É quase certo que você tenha "um amigo profundamente envolvido nessas questões e que se beneficiaria com sua ajuda". Há grandes chances de que seu amigo também tenha um amigo nessa situação.

Nigel Pollock, Diretor Nacional da Tertiary Students Christian Fellowship

É o livro mais útil que li sobre o assunto. Honesto e contundente, mas, ao mesmo tempo, cheio de graça, ajudará você a amar Jesus mais do que o pecado. Se você deseja desfrutar sua liberdade em Cristo e ajudar os outros a suportarem seus fardos, deve ler este livro.

Tim Rudge, Diretor de Campo da The Christian Unions

TIM CHESTER

COM TODA PUREZA

Livres da pornografia e da masturbação

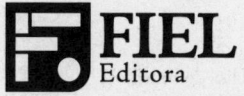
FIEL
Editora

C525c   Chester, Tim
         Com toda pureza : livres da pornografia e da masturbação / Tim Chester ; [tradução: João Paulo Aragão da Guia Oliveira]. – São José dos Campos, SP: Fiel, 2020.

         Tradução de: Captured by a better vision : living porn-free.
         Inclui referências bibliográficas.
         ISBN 9788581327136 (brochura)
              9788581327129 (epub)

         1. Pornografia – Aspectos religiosos – Cristianismo. I. Título.

                                                    CDD: 241.667

Catalogação na publicação: Mariana C. de Melo Pedrosa – CRB07/6477

Com toda pureza:
Livres da pornografia e masturbação

Traduzido do original em inglês
Captured by a better vision: Living porn-free
Copyright © 2010 por Tim Chester.
Todos os direitos reservados.

∎

Originalmente publicado em inglês por Inter-Varsity Press, Londres, Inglaterra.

Copyright © 2020 Editora Fiel
Primeira edição em português: 2020
Os textos das referências bíblicas foram extraídos da versão Almeida Revista e Atualizada, 2ª ed. (Sociedade Bíblica do Brasil), salvo indicação específica.

Todos os direitos em língua portuguesa reservados por Editora Fiel da Missão Evangélica Literária
PROIBIDA A REPRODUÇÃO DESTE LIVRO POR QUAISQUER MEIOS SEM A PERMISSÃO ESCRITA DOS EDITORES, SALVO EM BREVES CITAÇÕES, COM INDICAÇÃO DA FONTE.

∎

Diretor: Tiago J. Santos Filho
Editor-chefe: Tiago J. Santos Filho
Editor: Vinicius Musselman Pimentel
Coordenação Editorial: Gisele Lemes
Tradução: João Paulo Aragão da Guia Olivei
Revisão: Shirley Lima – Papiro Soluções Tex
Diagramação: Rubner Durais
Capa: Rubner Durais

ISBN brochura: 978-85-8132-713-6
ISBN e-book: 978-85-8132-712-9

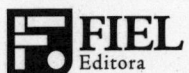

Caixa Postal 1601
CEP: 12230-971
São José dos Campos, SP
PABX: (12) 3919-9999
www.editorafiel.com.br

SUMÁRIO

Prefácio, por Lyndon Bowring..........................7

Introdução: Vamos falar de pornografia..........11

Capítulo 1: Vendo além da tela............................23

Capítulo 2: Libertos pela beleza de Deus 57

Capítulo 3: Libertos pela graça de Deus 103

Capítulo 4: A batalha da fé.................................131

Capítulo 5: Libertos para a glória de Deus 173

Conclusão: Juntando tudo...............................211

PREFÁCIO

Não é nada fácil escrever a respeito do tema "pornografia", mas, se esse é um problema pessoal para você ou se você gostaria de saber como ajudar alguém que está sendo afetado por isso, considerar o que Tim escreveu será de grande proveito. Tim combinou sua considerável habilidade na compreensão das Escrituras com uma abordagem bastante honesta e prática da necessidade de superar esse problema específico, problema que está afetando um número cada vez maior de cristãos — e não apenas homens! O autor deste livro oferece esperança e a possibilidade de vivermos livres da armadilha da pornografia.

Um câncer social; uma distorção sexual; um destruidor de relacionamentos; uma idolatria; uma armadilha. O vício em pornografia pode ser descrito de várias maneiras; trata-se de um problema sério para muitos homens e mulheres na igreja cristã. Uma das razões para cada vez menos homens frequentarem a igreja é o sentimento de vergonha e hipocrisia que tantos experimentam pelo acesso à pornografia, pois é doloroso demais adorar na igreja e fingir que tudo vai bem. Como podemos elevar nossas vozes em louvor, orar por perdão e ouvir sermões sobre a vida cristã quando há um segredo sombrio em nossos corações que parece insuperável? É muito mais fácil faltar ao culto de domingo.

Sem soar superespiritual ou trazer mais culpa, este livro enfatiza o fato de que não podemos mudar sem a ajuda de Deus. Juntamente com uma dose saudável de autodisciplina, temos a graça divina em todas as áreas de nossas vidas. Na cruz, recebemos tudo aquilo de que precisamos. Tornar-se cristão é um novo começo, mas como isso pode tornar-se realidade dia após dia quando, com frequência, cedemos à tentação? E quanto a alguém que é cristão há décadas e, mesmo assim, não consegue abandonar o vício?

Tim divide esse desafio em cinco áreas e ressalta que cada um desses elementos é necessário: repulsa, reverência, repouso, resistência, responsabilização.

É vital entendermos as razões por trás das lutas contra a pornografia, e Tim analisa claramente os padrões psicológicos e espirituais de pensamento e as opções de vida. Na atual cultura "pornificada", a tecnologia torna o material sexualmente explícito incrivelmente fácil de se acessar e quase impossível de ser evitado. E boa parte disso é grátis!

Para a preparação deste livro, Tim realizou uma pesquisa. As histórias e os comentários sinceros de homens e mulheres anônimos que participaram realmente dão vida ao texto. Eles nos lembram que milhares de pessoas deixaram de recorrer à pornografia e, em seu lugar, descobriram uma nova liberdade no relacionamento com Deus, com homens e mulheres em geral e com seus cônjuges em particular.

Parabenizo Tim por abordar essa questão de importância crucial para o nosso tempo. Garanto que sua pesquisa diligente e sua abordagem sem condenação ajudarão muitos cristãos que vêm lutando contra a pornografia.

Lyndon Bowring
Presidente Executivo, CARE
Janeiro de 2010

INTRODUÇÃO
VAMOS FALAR DE PORNOGRAFIA

Atualmente, há uma epidemia de pornografia.

Há dois fatores por trás desse crescimento. O primeiro é uma postura cada vez mais permissiva em nossa sociedade. O que seria considerado pornográfico uma geração atrás tornou-se parte da cultura convencional.

Mulheres em vários níveis de nudez ou sugerindo disponibilidade sexual comumente aparecem em videoclipes, programas de televisão, filmes e propagandas. As jovens usam camisetas estampadas com as palavras *estrela pornô* ou *gatinha sexy*. O número de cenas de sexo na televisão norte-americana praticamente dobrou entre 1998 e 2005.[1] Você pode comprar equipamentos de *pole-dancing* para sua casa

---

1 Jill C. Manning, "The Impact of Pornography on Women: Social Science Findings and Clinical Observations", *A Consultation on the Social Costs of Pornography*. The Witherspoon Institute, dezembro de 2008. Disponível em: www.winst.org, pp. 6-7.

nos principais varejistas da internet. O pornô "suave" saiu das prateleiras restritas às revistas "para homens". Enquanto isso, o pornô explícito "evoluiu e é cada vez mais dominado por temas sadomasoquistas de sexo forçado, ejaculação no rosto de mulheres e sexo anal agressivo, todos envolvendo roteiros que misturam sexo com ódio e humilhação".[2]

Pamela Paul fala sobre a cultura "pornificada":[3]

> Não apenas a pornografia é praticamente onipresente; a cultura por inteiro tornou-se pornificada. Com isso, quero dizer que a estética, os valores e os padrões de pornografia se infiltraram na cultura popular dominante.[4]

Jorge descreve isso da seguinte forma:

> Imagine que você é alcoólatra e que, em todos os lugares aonde vai, oferecem-lhe cerveja como cortesia para vender coisas. Estou livre de pornografia neste momento, mas é uma batalha constante. Sinto que há uma oferta constante dessa droga — droga que eu sei que pode destruir minha vida.

---

2 Norman Doidge, "Acquiring Tastes and Loves: What Neuroplasticity Teaches Us About Sexual Attraction and Love", *A Consultation on the Social Costs of Pornography*. The Witherspoon Institute, dezembro de 2008. Disponível em: www.winst.org, p. 10.

3 Pamela Paul, *Pornified: How Pornography is Damaging our Lives, our Relationships, and our Families*. Holt, 2005.

4 Pamela Paul, "From Pornography to Porno to Porn: How Porn Became the Norm", *A Consultation on the Social Costs of Pornography*. The Witherspoon Institute, dezembro de 2008. Disponível em: www.winst.org, p. 2.

Houve um tempo em que o vício sexual estava fortemente correlacionado a abuso ou trauma na infância. Mas nossa cultura saturada de sexo e pornografia mostra que não é mais isso que ocorre. Muitas pessoas, embora provenientes de boas famílias, estão imersas em pornografia.

O segundo fator por trás da aceleração da pornografia vem na forma de novas tecnologias que entregam pornografia em casa. Alguns séculos atrás, uma minoria abastada comprava livros e gravuras obscenas. Depois, as revistas transformaram o pornô em uma indústria e em um mercado de massa. Vídeos e DVDs levaram essa situação a outro patamar. Porém, mais do que qualquer outra coisa, a internet acelerou essa disseminação. A internet não apenas trouxe um suprimento virtualmente ilimitado de pornografia diretamente para dentro de casa, como também eliminou a questão da vergonha. Anteriormente, você tinha de comprar revistas pornôs de uma pessoa real no balcão e arriscar-se a ser visto por alguém conhecido; agora, a pornografia pode ser consumida em segredo. Repetidas vezes, as pessoas falam que a internet acelerou seu envolvimento com pornografia. As declarações a seguir são emblemáticas:

> Foi na universidade que as coisas pioraram. Eu tinha meu próprio quarto com uma conexão rápida à internet, então não havia nada que me impedisse.
>
> Aos dezessete anos, tornei-me cristão, e o vício começou a enfraquecer. Por alguns anos, ele praticamente não tinha efeito sobre mim. No entanto, com o acesso à

internet, voltou a se tornar um problema. Desde então, eu acessava pornografia quase diariamente.

Quando a internet chegou [à faculdade de teologia que eu cursava], fiquei como uma criança em uma loja de doces sem os pais por perto.

O psicólogo Alvin Cooper fala sobre "o motor triplo--A" que impulsiona o cibersexo e o torna tão atraente:[5]

- Alcance
- Anonimato
- Acessibilidade

UM EM TRÊS

Não é só a cultura que está se tornando "pornificada"; a igreja também. Uma pesquisa recente apontou que 50% dos homens cristãos e 20% das mulheres cristãs são "viciados em pornografia".[6] Isso significa que, em uma igreja com cem adultos, vinte e cinco homens e dez mulheres têm problemas com pornografia — ou seja, um em cada três. Sempre suspeito de pesquisas sobre sexo porque as pessoas, com frequência, mentem a esse respeito — seja para exagerar sua atividade sexual, seja para ocultar seus segredos nessa área. Essa pesquisa foi realizada on-line, com mil pessoas,

---

5 Alvin Cooper, "Sexually Compulsive Behavior", *Contemporary sexuality* 32.4 (1998), pp. 1-3. No original, "accessibility", "anonymity" e "affordability", indicando que é de fácil acesso, anônimo e de baixo custo. (N. E.)

6 Disponível em: www.marketwire.com/press-release/Christianet-Inc-703951.html, 7 de agosto de 2006.

o que traz a possibilidade de esses números serem maiores do que a realidade, já que, obviamente, os usuários de internet têm maior probabilidade de ver pornografia. Por outro lado, é provável que os cristãos subestimem seu problema; eles podem vê-lo como algo passado ou temporário. O fator vergonha sugere que os números podem ser subestimados. Então, talvez, no geral, levando em conta todos esses fatores, os resultados da pesquisa podem estar próximos da realidade. A revista *Christianity Today* relatou que um líder evangélico, cético em relação aos resultados da pesquisa, fez um levantamento entre os homens de sua congregação. Então, descobriu que 60% tinham visto pornografia no último ano e 25% nos últimos trinta dias.[7]

Pense em sua própria igreja ou em seu grupo familiar. É possível que *uma em cada três pessoas* esteja sofrendo com pornografia. E, se você considera isso improvável, a chance é de que a maioria dessas pessoas esteja lutando sozinha, sentindo-se incapaz de falar a esse respeito.

Outra pesquisa relatou que 33% dos líderes de igreja e 36% de seus membros visitaram um site de sexo explícito no último ano.[8] Uma pesquisa na internet conduzida por Rick Warren, da Igreja Saddleback nos Estados Unidos, revelou que 30% de seis mil pastores haviam visto pornografia na internet nos últimos trinta dias.[9] Novamente, as mesmas proporções: um em cada três.

---

7 Timothy C. Morgan, "Porn's Stranglehold", *Christianity Today*, março de 2008.
8 "Pastors Viewing Internet Pornography", *Leadership Journal* 89 (2001); ver também *Christianity Today*, 5 de março de 2001.
9 Estatística de xxxchurch.com.

Entre os jovens cristãos, a proporção é ainda maior. Um estudante que trabalhava com rapazes cristãos em uma universidade britânica me enviou um e-mail que dizia: "Encontrei apenas *uma* pessoa que não luta contra a pornografia e o vício em masturbação... Também passo algum tempo mentoreando jovens solteiros [em uma conhecida agência missionária], e eu diria que a taxa de dependência de pornografia é de 60% a 70%". Outro ministro me informou que *todos* os homens com menos de quarenta anos em sua congregação tiveram problemas com pornografia. Um estudante de "um grande e conceituado instituto bíblico" relata que um conselheiro com quem ele conversou sobre sua luta contra a pornografia lhe disse que "estava vendo um grande número de homens casados e solteiros na faculdade com o mesmo problema".

VAMOS FALAR DE PORNOGRAFIA

Precisamos começar a conversar sobre pornografia na igreja. Conta-se que Martinho Lutero disse: "Se você prega o evangelho em todos os aspectos, à exceção dos assuntos que tratam especificamente de seu tempo, não o está pregando".[10] Al Mohler descreve o que chama de "a praga generalizada da pornografia" como "um dos maiores desafios morais enfrentados pela igreja cristã na era pós-moderna".[11]

Em nossas igrejas, precisamos discutir a questão da

---

10 Frase de Martinho Lutero citada em Michael W. Goheen, "Making our Own Confession", *Reformed Worship* 77, setembro de 2005, p. 32.
11 R. Albert Mohler, "The Seduction of Pornography and the Integrity of Christian Marriage". Disponível em: www.sbts.edu, 13 de março de 2004, p. 1.

pornografia. Não presuma que as pessoas estejam livres de pornografia até se manifestarem a esse respeito. Pergunte. Pergunte a todos que você discipula ou pastoreia se a pornografia é um problema para eles.

Sugiro que precisamos ensinar sobre sexo em nossas igrejas pelo menos uma vez ao ano e aplicar outros sermões a questões sexuais. E precisamos fazer isso sem muita timidez. Não basta falar sobre "manter a pureza sexual" — muitas pessoas não sabem o que isso envolve. Jesus e João demandaram arrependimentos específicos das pessoas (Lc 3.10-14; 18.22). Temos uma geração de jovens para quem o chamado ao arrependimento deve incluir o abandono da pornografia.

Isso significa proclamar a vida sem pornografia como boa-nova. A pornografia está educando sexualmente uma geração de jovens, estabelecendo suas expectativas para sexo e casamento. Isso representa um desafio enorme para nossa sociedade. Mas também creio que é uma oportunidade para a igreja. Por anos a fio, nossa cultura considerou a visão sexual bíblica puritana e antiquada. Mas talvez chegue o momento em que uma forte mensagem positiva sobre a alegria do sexo como uma expressão de fidelidade pactual pode ser o que as pessoas anseiam ouvir.[12]

Este livro é uma tentativa de iniciar essa conversa. O objetivo é dar esperança tanto aos que lutam contra a pornografia como aos que ajudam outras pessoas nessa luta. Dirijo-me, de forma geral, às pessoas que passam por dificuldades, para evitar tornar-me repetitivo. Mas aqueles que

---

12 Ver Tony Payne e Phillip D. Jensen, *Pure Sex*. Matthias Media, 1998, pp. 18-19.

ajudam outras pessoas devem ser capazes de adaptar rapidamente o que digo para quem estão ajudando.

O que é pornografia? E quando pornografia se torna arte? Não é fácil definir essas questões quando elaboramos políticas públicas. Mas essa não é a preocupação deste livro. Estou interessado em pessoas que consomem pornografia, mas que querem libertar-se dela. *Pornografia*, para nossos propósitos, é qualquer coisa a que recorremos com fins de excitação, satisfação ou fuga sexual — quer tenha sido criada para esse fim ou não. Na maioria das vezes, trata-se de material sexualmente explícito em revistas ou filmes e na internet. Mas também pode envolver olhar anúncios ou catálogos para estimular sua lascívia, "despir" pessoas com os olhos ou fantasiar sobre sexo com alguém que não é seu cônjuge. Não nos preocuparemos com a intenção da pessoa que criou a imagem, a narrativa ou o visual. Estamos preocupados com o propósito de você usar essa imagem. Tomaremos como ponto de partida as seguintes palavras de Jesus: "Ouvistes que foi dito: Não adulterarás. Eu, porém, vos digo: qualquer que olhar para uma mulher com intenção impura, no coração já adulterou com ela" (Mt 5.27-28).

A maior parte de meus exemplos diz respeito a homens. Não tenho o hábito de conversar com mulheres sobre sua sexualidade, exceto quando estão acompanhadas de seus maridos no contexto do matrimônio. Mas as mulheres também sofrem: 28% das pessoas que visitam sites de pornografia são mulheres. Como já observamos, uma pesquisa constatou que 20% das mulheres cristãs têm problemas com isso. Em geral, o consumo de pornografia por mulheres é diferente do uso pelos homens — menos orientado visualmente, com preferência por ficção erótica ou seções eróticas em romances. As mulheres também são duas vezes mais propensas que os homens a preferir salas de bate-papo.[13] Susana escreve:

> Eu realmente gostaria que se reconhecesse que isso pode ser um problema tanto para mulheres como para homens. Para mim, imagens pornográficas não são particularmente eróticas, mas a ficção erótica é muito poderosa. A masturbação feminina também é uma questão concreta — talvez, em especial, no caso de mulheres solteiras — e, mais uma vez, algo que nunca ouvi sendo reconhecido. Sempre se supõe que essas questões sejam específicas de gênero; assim, torna-se ainda mais difícil para as mulheres admitirem quando estão lutando nessas áreas.

No caso das mulheres, pode ser especialmente difícil falar sobre um problema que, com frequência, é visto como "fraqueza masculina". Jaqueline diz: "Nunca contei a outro cristão. Acho que nos dizem tanto que isso não é um problema para as mulheres que fica ainda mais difícil admitir que, de fato, é um problema para mim". Na igreja, muitas vezes colocamos as mulheres em uma de duas categorias. Por um lado, temos uma visão casta de beleza, recato e piedade,

---

13 Estatísticas de xxxchurch.com.

simbolizada pela Virgem Maria; por outro lado, está a sedutora que desvia os homens, simbolizada pela meretriz. Não há muita coisa entre ambas. Mas "entre ambas" é onde realmente vivem as mulheres de verdade.

Ao pesquisar para este livro, fiz um questionário on-line anônimo em meu blog, www.timchester.co.uk. Muito obrigado a todos que participaram. Foram 108 respostas — metade do Reino Unido, um quarto dos Estados Unidos, um décimo da Austrália e o restante de outros treze países em seis continentes. Desses, 93% eram homens e 7%, mulheres. Pouco menos da metade estava na casa dos vinte anos, e um terço, na casa dos trinta anos. A pesquisa destinou-se a cristãos, portanto 99% frequentavam uma igreja e 57% ocupavam alguma posição de liderança na igreja. Dois terços eram casados, e um terço deles, solteiros, com três entrevistados viúvos ou divorciados. A maioria considera que consumir pornografia é pecado. De todos os entrevistados, 30% não consumiam mais pornografia, 50% continuavam lutando contra ela e 20% não especificaram.

A maioria das perguntas pedia respostas abertas por escrito. Incluí muitas dessas respostas ao longo do presente livro. Algumas vezes, atribuí nomes às citações, mas nenhum deles é real.

UM AVISO E UMA GARANTIA

Ler sobre pornografia é algo perigoso. Descrever a atividade sexual provoca pensamentos a esse respeito que criam tentações. Sou grato àqueles que oraram por mim enquanto escrevia este livro. E oro para que os leitores também sejam protegidos da tentação ao lerem. Com razão, Paulo diz: "E não sejais cúmplices nas obras infrutíferas das trevas; antes, porém, reprovai-as. Porque o que eles fazem em oculto, o só referir é vergonha" (Ef 5.11-12). Serei franco neste livro. Não faz sentido escrever um livro sobre pornografia tão tímido que seu desafio central se perca. Mas evitarei descrever desnecessariamente "o que eles fazem em oculto", mesmo quando estiver reprovando "as obras infrutíferas das trevas". Sugiro que, sempre que você parar de ler, passe alguns momentos em oração e louvor. Certifique-se de estar pensando em Cristo, e não em pornografia, quando terminar a leitura.

Quero que você leia este livro sem medo. Se você mesmo luta contra pornografia, seu coração será exposto. E o que você verá será feio, muito feio; insuportavelmente feio, mas feio diante da graça de Deus. Este livro provavelmente o condenará, mas não deve deixá-lo condenado, pois "já nenhuma condenação há para os que estão em Cristo Jesus" (Rm 8.1). O capítulo central é sobre a graça de Deus para os usuários de pornografia. Independentemente do que descobrirmos sobre nosso pecado, descobriremos que a graça de Deus é suficiente.

Na cruz, vemos a horrível extensão de nosso pecado. Quando tivemos a chance, matamos nosso Criador. Martinho Lutero diz:

> Você deve estar impressionado com a terrível ira de Deus, que odiava tanto o pecado que não poupou seu

> único Filho... Leve isso a sério e não duvide que foi você quem matou Cristo. Seus pecados certamente o mataram e, quando você vê os pregos em suas mãos, tenha certeza de que é você quem os está cravando e, quando os espinhos perfuram sua testa, saiba que são seus maus pensamentos.[14]

No entanto, ao mesmo tempo, vemos na cruz o incrível amor de Deus pelos pecadores. A visão que expõe nosso pecado é exatamente a mesma que revela a graça de Deus. O momento de desespero é o momento de esperança. Jesus exclamou da cruz: "Está consumado!" *Está* consumado. Não há mais nada a fazer; nada a pagar. A culpa de seu hábito pornográfico é cancelada se sua fé está em Cristo e em sua cruz. Nosso pecado é grande, mas a graça de Deus é sempre maior. "Sobreveio a lei para que avultasse a ofensa; mas, onde abundou o pecado, superabundou a graça, a fim de que, como o pecado reinou pela morte, assim também reinasse a graça pela justiça para a vida eterna, mediante Jesus Cristo, nosso Senhor" (Rm 5.20-21).

---

14 Martinho Lutero, "True Contemplation of the Cross", *Jesus, Keep me Near the Cross: Experiencing the Passion and Power of Easter*, ed. Nancy Guthrie. Crossway, 2009, pp. 11-12.

CAPÍTULO 1
VENDO ALÉM DA TELA

Ele me disse que voltara a consumir pornografia. Conversamos sobre o problema dele. Oramos juntos. Então, eu lhe disse: "A primeira coisa que precisamos fazer é colocar o software de prestação de contas em seu computador". O semblante dele se entristeceu. Ele ficou arrasado. Eu podia ver isso com muita clareza. Ele não queria ser usuário de pornografia, mas ainda queria usá-la. Ele poderia até tentar, mas ainda queria ter a opção de consumir pornografia.

Em geral, os cristãos sentem vergonha por consumir pornografia. Eles sabem que é errado. Eles dizem que querem parar. Só que, é claro, eles não param. Eles ainda gostam de pornografia. Andrew Comiskey, do Desert Stream Ministries, diz que muitos homens que ele aconselhou reconheceram seu pecado, mas "os vales profundos de seus corações ainda continham a vontade e o desejo de pecar; em algum nível básico, eles permaneciam abertos e até mesmo dispostos a se unir ao mal".[15]

A realidade é que, com frequência, não gostamos da vergonha e das consequências do pecado, mas ainda gostamos do pecado em si. Não gostamos da vergonha da pornografia, mas, na realidade, ainda queremos vê-la. Isso porque a pornografia é prazerosa. Sejamos honestos a esse respeito. Se fingirmos o contrário, nunca teremos êxito na luta. As pessoas gostam de ver pornografia; caso contrário, não veriam. A Bíblia fala dos prazeres do pecado, os quais são temporários; são perigosos; são prazeres vazios, comparados com a glória de Deus. Mas, ainda assim, são prazeres.

Além disso, temos mil e uma maneiras de racionalizar o pecado; de explicar por que não é tão ruim; de fazê-lo parecer inevitável. Dizemos coisas como:

- Tudo bem, pois alivia minha tensão sexual.
- Tudo bem, pois todos os envolvidos estão aproveitando.
- Tudo bem, pois isso fará de mim um amante melhor.
- Tudo bem, pois minha esposa está cansada.
- Tudo bem, pois sou solteiro.

---

15 Andrew Comiskey, "From the Famine of Sexual Addiction to the Feast of Life", desertstream.org.

CINCO INGREDIENTES-CHAVE

Eu gostaria de sugerir cinco ingredientes-chave que precisam estar em ação para você vencer sua batalha contra a pornografia. Aqui está o primeiro: *repulsa à pornografia — ódio à própria pornografia (não apenas à vergonha que ela traz) e desejo de mudança*. "Não posso dizer que uma estratégia em particular tenha ajudado", diz Gerson, "porque, para mim, era, de fato, uma questão de querer mudar". Steve Gallagher, presidente e fundador do Pure Life Ministries, diz: "Um homem nunca terá o coração puro enquanto se equivocar sobre a pecaminosidade da lascívia... Se for indeciso nesse ponto, nunca terá coragem para vencer a batalha que se desdobra diante dele. Sua constante indecisão enfraquece qualquer disposição de fazer a coisa mais difícil".[16]

Ou você pode ser alguém que nunca consumiu pornografia. Talvez você esteja lendo este livro porque deseja ajudar outra pessoa. Falar sobre pornografia é intrigante. Sua curiosidade é despertada. Você está em um lugar perigoso. Ouça o alerta de Paulo: "Irmãos, se alguém for surpreendido nalguma falta, vós, que sois espirituais, corrigi-o com espírito de brandura; e guarda-te para que não sejas também tentado" (Gl 6.1). Então, deixe-me dar doze boas razões para você não ficar curioso e nunca tocar em pornografia.

---

16 Steve Gallagher, *At the altar of Sexual Idolatry*. Pure Life Ministries, 1986 (2007), p. 37.

Tabela 1

1. Repulsa à pornografia	ódio à pornografia em si (não apenas à vergonha que traz consigo) e desejo de mudança
2. Reverência a Deus	desejo por Deus, decorrente da confiança de que ele oferece mais que a pornografia
3. Repouso na graça	segurança de que você é amado por Deus e justificado por Deus pela fé na obra de Jesus
4. Resistência à tentação	compromisso de fazer tudo o que estiver ao seu alcance para evitar a tentação, a começar pelos controles de seu computador
5. Responsabilização perante os outros	uma comunidade de cristãos que o faz prestar contas e o apoia em sua luta

DOZE RAZÕES PARA DESISTIR DA PORNOGRAFIA

Os motivos a seguir não têm todos o mesmo peso, embora cada um deles seja motivo suficiente para não ver pornografia. Se vamos lutar contra a pornografia, precisamos escavar sua superfície reluzente para ver seu coração feio.

1. Pornografia destrói sua visão do sexo

O sexo na pornografia não é real. Não é como as pessoas reais fazem amor. O que parece ser uma peça contínua de ação foi filmado em pequenas partes. O "garanhão" que segue sem parar faz diversas pausas. Além disso, hoje em dia, ele é ajudado pelo Viagra, cujo emprego é amplamente difundido na atual indústria pornô. Na vida real, o sexo dos filmes pornográficos seria impraticável. A atriz pornô

Harmony diz a Craig Gross, fundador do *XXXchurch.com*: "Não é como parece ser nos vídeos. É trabalho, e temos de estar em posições muito desconfortáveis para os caras verem a ação. Não é sexo real. Na verdade, é como sexo mecânico".[17] Mesmo o pornô supostamente amador não é sexo real, porque a introdução de uma câmera muda, de forma radical, a natureza da relação sexual, transformando-a em uma performance.

Portanto, ver pornografia distorce radicalmente suas expectativas em relação a sexo. "A pornografia me destruiu", diz Sérgio. "Não é como se eu me lembrasse de um filme pornô específico a que assisti, mas a degradação geral do sexo como Deus desejava que fosse está gravada em minha mente." A experiência de Leonardo é semelhante: "Agora tenho uma visão corrompida do sexo, uma visão que não combina com a visão bíblica. O sexo se torna uma coisa suja, e não um presente bom de um Deus gracioso".

A terapeuta sexual Aline Zoldbrod acredita que, hoje, muitos jovens são péssimos amantes. "Na vida real, sexualmente falando, as mulheres são panelas de barro (ou fogões lentos) e os homens são micro-ondas. Mas, na pornografia, basta o homem tocar uma mulher e ela uiva de prazer. Hoje, a pornografia é tão amplamente consumida por rapazes que eles aprendem essas mentiras. Há fortes evidências de que, quanto mais pornografia os homens assistem, menos satisfeitos ficam com a aparência e o desempenho sexual de suas

---

17 Craig Gross, *The Dirty Little Secret*. Zondervan, 2006, p. 41.

parceiras."¹⁸ A pornografia tem duplo efeito: diminui o apetite por sexo real e, ao mesmo tempo, aumenta seu apetite por sexo fantasioso mais extremo. "Às vezes, isso fazia com que eu visse minha esposa de forma inadequada", diz Jamal, "e considerasse fazer coisas com ela que eu sabia serem inadequadas".

Não é apenas o fato de você ter uma visão distorcida do que acontece durante as relações sexuais. Sua visão sobre sexo se afasta do relacionamento e da intimidade. O sexo na pornografia é apenas uma atividade física, nada mais. Mas o sexo real, o sexo como Deus designou, é a celebração e o clímax — literalmente — de um relacionamento. O sexo piedoso faz parte de um pacote que inclui conversar, compartilhar, tomar decisões juntos, chorar juntos, trabalhar juntos, rir juntos e perdoar um ao outro. O orgasmo chega no fim de um processo que começa com fazer um elogio, executar as tarefas domésticas, relembrar o dia que teve, abrir seu coração, arrumar a casa. O sexo que desconsidera essas coisas é vazio e irá separar vocês, em vez de uni-los como pretendido por Deus. Se você vê o sexo como gratificação pessoal ou a chance de encenar sua fantasia, se faz sexo desconsiderando a intimidade ou o conflito não resolvido, então esse sexo será ruim nos dois sentidos da palavra: de má qualidade e que desagrada a Deus.

Então, vemos que muitos homens estão recebendo educação sexual que vem da pornografia. É onde eles estão aprendendo — ou pensam que estão aprendendo — o que as mulheres querem e como "fazer" um sexo "bom". Mas é uma

---

18 Pamela Paul, "From Pornography to Porno to Porn", p. 3.

educação tola! A pornografia não ensinará *nada* sobre sexo bom. Ela apenas ensina você a ser viciado em pornografia. "Inúmeros homens me descreveram como", relata Pamela Paul, "enquanto consumiam pornografia, perderam a capacidade de se relacionar ou de se aproximar de mulheres. Eles têm dificuldade de se excitar com mulheres 'reais', e a vida sexual deles com a namorada ou a esposa entra em colapso".[19] Um estudo feito com universitários descobriu que a exposição frequente à pornografia estava associada às seguintes atitudes:[20]

- Tolerância cada vez maior a material sexualmente explícito, exigindo, assim, mais material diferente ou bizarro para atingir o mesmo nível de excitação ou interesse
- Percepções equivocadas sobre atividade sexual exagerada na população em geral e a prevalência de práticas sexuais menos comuns
- Aceitação da promiscuidade como um estado normal de interação
- Considerar inatividade ou abstinência sexual como um risco à saúde
- Diminuição da confiança em parceiras íntimas
- Diminuição do desejo de alcançar exclusividade sexual com uma parceira
- Cinismo no amor
- Acreditar que uma satisfação sexual superior é alcançável sem afeto pela parceira

---

19 Pamela Paul, "From Pornography to Porno to Porn", p. 3.
20 Jill C. Manning, "The Impact of Pornography on Women", p. 11.

- Acreditar que o casamento é algo sexualmente restritivo
- Considerar ter filhos uma perspectiva pouco atraente

Você quer pensar assim?

2. Pornografia destrói sua visão sobre as mulheres

Meu jornal do fim de semana sempre traz a crítica de um restaurante. Só leio se o restaurante tirar nota 1 ou 2 de 10. Receio que o que me atraia sejam as críticas negativas! O fato é que nos costumamos a pontuar e classificar produtos. Os críticos atribuem certo número de estrelas aos filmes. Os sites permitem que os consumidores deem nota aos produtos.

Você já classificou as características físicas de uma mulher? Talvez, na companhia de seus amigos, você tenha dado nota oito a uma mulher pelos seios ou tenha classificado as mulheres em seu trabalho em função de sua aparência.

A pornografia incentiva os homens a ver as mulheres como objetos a serem consumidos. Nós somos o Rei Consumidor, clicando nas páginas da internet até encontrarmos o "produto" que atenda às nossas especificações. José diz: "A pornografia mudou a maneira como eu percebia as mulheres. Em vez de pessoas completas, eu as via como objetos de lascívia para me satisfazer. Agora, minha luta é ver as mulheres como Cristo as vê, e não através do meu pecado". Pamela Paul diz: "Como a pornografia envolve olhar para as mulheres, mas não interagir com elas, valoriza o físico, ignorando ou banalizando todos os outros aspectos da mulher.

Uma mulher é literalmente reduzida às partes de seu corpo e ao seu comportamento sexual".[21] Essa atitude logo se estende para o resto de nossas vidas. As revistas masculinas classificam as mulheres segundo a votação dos leitores naquela que parece mais sexy. Os relacionamentos normais tornam-se "pornificados". Um estudo da American Psychological Association concluiu o seguinte:

> A sexualização das garotas não está apenas destruindo a vida de meninas e mulheres, mas também impedindo que meninos e rapazes se relacionem com meninas e mulheres como seres humanos complexos, que têm muito a oferecer. Está impedindo que os meninos formem amizades saudáveis e relações de trabalho com meninas e mulheres.[22]

Carlos diz: "Foi difícil ter bons relacionamentos com mulheres jovens atraentes, pois era difícil desassociá-las das imagens que eu via". E Dwayne acrescenta: "Sou solteiro e a pornografia é provavelmente uma das razões disso, porque distorceu minha visão sobre as mulheres".

E a situação só piora. Uma análise recente dos cinquenta vídeos adultos mais vendidos revelou "uma 'realidade' sombria, caracterizada por desigualdade e violência". Praticamente metade das 304 cenas analisadas

---

21 Pamela Paul, "From Pornography to Porno to Porn", p. 3.
22 Citado em Tim Challies, "A Pornified Culture", 23 de fevereiro de 2007. Disponível em www.timchallies.com.

continha agressão verbal, enquanto mais de 88% apresentavam agressão física.[23] Robert Jensen conclui: "Vivemos em uma cultura de estupro... As mulheres são objetificadas, e sua sexualidade é mercantilizada. O sexo é sexy porque os homens são dominantes e as mulheres são subjugadas; o poder é erotizado."[24] Vários estudos descobriram que as pessoas expostas a material pornográfico eram significativamente menos simpáticas às vítimas de estupro.[25] Estudos mostram que a maioria das pessoas pensa que o comportamento alheio é influenciado pela pornografia, mas apenas uma minoria reconhece que seu próprio comportamento também é.[26] Acorde! Não se iluda. A pornografia corrói seu pensamento.

3. *Pornografia destrói a visão das mulheres sobre si mesmas*

A pornografia não destrói apenas a maneira como você vê as mulheres; também destrói a maneira como as mulheres veem a si mesmas. A pressão para que as mulheres tenham corpos como os das atrizes de filmes pornô é imensa. Uma mulher ocidental tem muitas liberdades e direitos. Mas também vive em uma cultura que é "mais sexualmente vulgar, explícita, confusa e arriscada do que a

---

23 Ana J. Bridges, "Pornography's Effects on Interpersonal Relationships", *A Consultation on the Social Costs of Pornography*. The Witherspoon Institute, dezembro de 2008. Disponível em: www.winst.org, pp. 3-4.
24 Robert Jensen, *Getting Off: Pornography and the End of Masculinity*. South End Press, 2007, pp. 47-48.
25 Ana J. Bridges, "Pornography's Effects on Interpersonal Relationships", pp. 10-11.
26 Ana J. Bridges, "Pornography's Effects on Interpersonal Relationships", p. 8.

das eras passadas".²⁷ Ela precisa navegar por expectativas sexuais, padrões impossíveis de atratividade e atividade sexual agressiva. Naomi Wolf diz que as mulheres não têm como competir e sabem disso.

> Como uma mulher de verdade, com seus poros e seios próprios, e até mesmo suas necessidades sexuais próprias... poderia competir com uma cibervisão de perfeição, disponível para *download* e arbitrariamente finalizada, que vem, por assim dizer, totalmente submissa e adaptada às especificações do consumidor? Hoje, mulheres de verdade nuas são apenas pornografia ruim.²⁸

Um relatório da American Psychological Association conclui:

> A saturação das imagens sexualizadas das mulheres está levando ao ódio ao próprio corpo, a distúrbios alimentares, baixa autoestima, depressão, altas taxas de gravidez na adolescência e desenvolvimento sexual distorcido em nossas meninas. Isso também leva ao comprometimento do desempenho cognitivo. Em resumo, se dissermos às garotas que parecer *sexy* é a única maneira de serem validadas, em vez de incentivá-las a ser agentes ativas no mundo, elas se sairão mal em todo o resto.²⁹

---

27 Jill C. Manning, "The Impact of Pornography on Women", p. 3.
28 Naomi Wolf, "The Porn Myth", *New York Magazine*, 20 de outubro de 2003.
29 Citado em Tim Challies, "A Pornified Culture".

4. *A indústria pornográfica abusa das mulheres*

A imagem que a pornografia gosta de retratar é a de pessoas tendo prazer. Uma indústria empenhada em ganhar dinheiro tenta alcançar um verniz de respeitabilidade, dizendo que isso representa prazer e liberdade sexual. Mas é um verniz. A realidade é que os participantes de filmes pornográficos frequentemente usam drogas para aliviar a dor. É comum as mulheres vomitarem entre as filmagens.

> Álcool, cocaína, heroína, crack e metanfetamina correm nos corpos dos que trabalham com pornografia, queimando quase todos os dólares que eles ganham... O objetivo das drogas de alta potência para a maioria dos artistas pornô é anestesiar, para que passem rapidamente pela punição a que estão submetendo seus corpos, para que suas mentes não pensem nas consequências até bem mais tarde, considerando que vivam tanto tempo.[30]

Shelley Lubben é uma ex-atriz pornô, agora comprometida em ajudar as mulheres na indústria. Sua organização, The Pink Cross Foundation, fez um vídeo. É uma sequência de fotografias de atrizes e atores pornôs. Sobre cada foto, aparecem frases explicativas: "Haley Paige morreu por um possível assassinato e uso de drogas em 2007... Savannah morreu de ferimento a bala autoinfligido em 1994... Kristi Lynn dirigia a 160km/h e morreu em um acidente de carro

---

30 James Wolcott, "Debbie Does Barnes & Noble", *Vanity Fair*, setembro de 2005, p. 127.

em 1995... Chloë Jones morreu de insuficiência hepática devido ao uso de álcool e drogas em 2005... Anastasia Blue morreu de overdose suicida de Tylenol, em 19 de julho de 2008... Eva Lux morreu de overdose de heroína em 2005... Taylor Summers foi assassinada durante uma cena de masoquismo". E assim por diante, por mais de sete minutos. Oitenta e duas estrelas pornô ao todo: apenas algumas das centenas que morreram em circunstâncias trágicas.

É muito comum que as mulheres envolvidas com pornografia tenham sofrido abuso sexual na infância ou que tenham tido pais abusivos, distantes ou ausentes.[31] Elas estão desesperadas por aprovação masculina, e esse desespero é explorado pela indústria pornô. A ex-estrela pornô Amber contou a Craig Gross como meninas são coagidas e atraídas para uma sessão de fotos. Quando elas chegam, há seis caras, e não apenas um. Os produtores assediam as meninas, se elas se recusam a continuar. "E essas meninas", explicou Amber, "vão fazer isso porque são muito inseguras sobre si mesmas e deixam que essas pessoas se aproveitem delas".[32]

A cada ano, entre dois e quatro milhões de pessoas são traficadas entre países. As mulheres representam 80% das pessoas traficadas — e, dessas, 70% são usadas para fins sexuais. A maioria se vê forçada à prostituição. Nos bordéis do Reino Unido, 85% das prostitutas são estrangeiras.[33]

---

31 Ver, por exemplo, James Wolcott, "Debbie Does Barnes & Noble", pp. 124-127; e Craig Gross, *The Dirty Little Secret*.
32 Craig Gross, *The Dirty Little Secret*, p. 77.
33 Finlo Rohrer, "The Men Who Sleep with Prostitutes", *BBC News Magazine*, 22 de

E há uma ligação entre tráfico e pornografia.[34] Uma pesquisa realizada com 854 prostitutas em nove países constatou que metade delas foi filmada para filmes pornográficos enquanto estavam na prostituição. Martin Saunders comenta: "Considere, então, a hipocrisia do ativista cristão que promete lutar para acabar com o tráfico, apoiando o 'Stop the Traffik', e depois volta para o computador em segredo para ajudar a alimentá-lo. Ao ver pornografia, não estamos apenas nos envolvendo com lascívia; também podemos estar participando de violações de direitos humanos".[35]

5. *Pornografia é pecado contra sua esposa*

Jesus é bem claro. "Ouvistes que foi dito: Não adulterarás. Eu, porém, vos digo: qualquer que olhar para uma mulher com intenção impura, no coração já adulterou com ela" (Mt 5.27-28). Toda vez que você vê pornografia, comete adultério com as mulheres para quem olha. Isso significa que você já pode ter cometido adultério contra sua esposa cem vezes, mil vezes.

Como sua esposa se sentirá ao descobrir isso? Talvez você já saiba. A esposa de um usuário de pornografia escreveu: "Sinto-me violada — a confiança de nosso casamento é violada repetidas vezes". Roberto reconhece: "Para ser sincero,

---

fevereiro de 2008. Disponível em: www.news.bbc.co.uk.
34 Finlo Rohrer, "The Men Who Sleep with Prostitutes", *BBC News Magazine*, 22 de fevereiro de 2008. Disponível em: news.bbc.co.uk.
35 Martin Saunders, "Gagged and Bound", *Christianity*, fevereiro de 2009, p. 24. "Stop the Traffik" é uma campanha internacional contra o tráfico humano; veja www.stopthetraffik.org.

a pornografia causou danos ao meu casamento. Isso significa que não tenho tanto prazer com minha esposa, por ter olhado para outras mulheres. Isso também feriu minha esposa, porque, essencialmente, eu a traí, masturbando-me por outras mulheres". Davi diz: "De longe, a pornografia pôs mais tensão sobre nosso relacionamento do que qualquer outra coisa. Minha esposa considera isso terrivelmente difícil de entender e lidar. Ela diz que isso a faz não se sentir amada e afeta sua imagem corporal. Depois de ver uma pornografia que eu tinha visto, ela disse:'Eu não sou como essas garotas'".

Estudos de mulheres casadas com usuários de pornografia apontaram um impacto devastador: "efeitos como fadiga, alterações no apetite e na libido, bem como outros sinais e sintomas de ansiedade e depressão, incluindo tendência suicida".[36] Alguns pesquisadores comparam as consequências aos sintomas de transtorno de estresse pós-traumático. "Os temas incluem ver a si mesmo como a razão do consumo excessivo de pornografia pelo parceiro ('eu não sou suficientemente atraente', 'deveria estar mais disponível'); ver o parceiro como indiferente ou egoísta ('se ele me amasse, não me machucaria dessa maneira', 'eu disse a ele que isso me incomoda e, mesmo assim, ele ainda consome pornografia; ele não deve se importar comigo'); ver o relacionamento como uma farsa ('fingimos que está tudo bem, mas realmente nosso relacionamento é doentio e problemático')."[37]

---

36 Jill C. Manning, "The Impact of Pornography on Women", pp. 16-17.
37 Ana J. Bridges, "Pornography's Effects on Interpersonal Relationships", pp. 15-17.

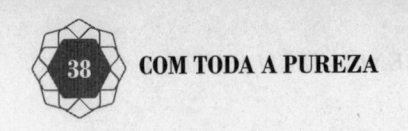

É isso que você quer que sua esposa pense?

Não apenas você cometeu adultério contra sua esposa, mas também, como vimos, há muitas chances de que a pornografia tenha corrompido seu relacionamento com ela e a vida sexual de vocês. O segredo que você esconde de sua esposa criará uma barreira em seu relacionamento. Você pode criticá-la para se sentir melhor com seus próprios fracassos. Você se distanciará dela para evitar qualquer chance de exposição. Jonas diz: "Por causa da culpa e da desonestidade inerente, eu me senti alienado de minha esposa, tornei-me frio com ela, cruel e distante". Em alguns casos, você pode até arrumar uma briga ou encontrar alguma culpa em sua esposa, com a intenção de justificar seu consumo de pornografia.

Você começará a ver o sexo com sua esposa não como a celebração de seu amor, mas como uma reencenação da pornografia. O que importa não é mais o relacionamento, mas o desempenho. Isso significa que você pode cometer adultério contra sua esposa mesmo enquanto faz sexo com ela. Isso porque você não está realmente fazendo sexo com ela, como uma pessoa. Você a reduziu a um objeto de sua satisfação sexual, ou a uma atriz em sua performance sexual.

Se você ainda não é casado, *a pornografia é um pecado contra sua futura esposa*. Você já está cometendo adultério contra uma esposa com quem ainda nem é casado. Você também está criando um conjunto de expectativas sem relação com o sexo ou o casamento reais. Você está armazenando um arquivo de imagens que competirão com sua futura esposa. Você está dando ao diabo um reservatório de tentação para usar contra você. "As imagens ficam na sua cabeça por anos a fio", adverte Craig; "Ainda posso ver algumas delas agora". Al Mohler diz: "O consumo deliberado de pornografia não é nada menos do que o convite voluntário para amantes ilícitos, objetificações sexuais e conhecimentos proibidos entrarem no coração, na mente e na alma de um homem".[38] Você deve cuidar de seu corpo de modo a poder usá-lo verdadeiramente para amar e servir à sua futura esposa. Naomi Wolf expõe da seguinte maneira:

> Um orgasmo é um dos maiores reforços imagináveis. Se você associa o orgasmo à sua esposa, um beijo, um perfume, um corpo, é isso que, com o tempo, o excitará; se você abrir seu foco para um fluxo interminável de imagens cada vez mais transgressivas de escravas do sexo cibernético, isso é que irá excitá-lo. A onipresença das imagens sexuais não liberta o *eros*, mas o dilui.[39]

Muitos homens pensam que vão parar quando se casarem. Mas você está estabelecendo padrões de comportamento e pensamento que o acompanharão em seu casamento. "A situação ia ficando cada vez pior, mesmo depois de casado"; "Infelizmente, esse uso aumentou mesmo depois que me tornei cristão e desde que me casei";

---

38 R. Albert Mohler, "The Seduction of Pornography and the Integrity of Christian Marriage". Disponível em: www.sbts.edu, 13 de março de 2004, p. 11.
39 Naomi Wolf, "The Porn Myth".

"Eu pensava que a vida de casado acabaria com a espiral de ver pornografia, mas eu ainda via, mesmo depois de casado".

Considere o seguinte: os viciados em pornografia são, em sua maioria, casados.[40] Como veremos, isso reflete o fato de que a pornografia não é simplesmente um substituto para o sexo. Portanto, não se deixe enganar. Muitos homens pensaram que logo parariam de consumir pornografia quando se casassem. Estavam errados. Não pense que você é um caso especial.

Usar pornografia é uma maneira ruim de se preparar para não usá-la quando estiver casado! Toda vez que você consome pornografia, está dando a ela mais controle sobre seu coração. Você está semeando uma colheita amarga para sua vida conjugal. "Não vos enganeis: de Deus não se zomba; pois aquilo que o homem semear, isso também ceifará. Porque o que semeia para a sua própria carne da carne colherá corrupção; mas o que semeia para o Espírito do Espírito colherá vida eterna" (Gl 6.7-8).

6. *Pornografia destrói famílias*

Estudos mostram que mesmo uma leve exposição à pornografia reduz a avaliação dos homens sobre a atratividade de sua parceira e em que medida se sentem apaixonados.[41] É mais difícil encontrar satisfação no sexo real com mulheres reais. A pornografia é um câncer, corroendo seu casamento e seu prazer no casamento.

---

40 Jill C. Manning, "The Impact of Pornography on Women", p. 16.
41 Ana J. Bridges, "Pornography's Effects on Interpersonal Relationships", pp. 15-17.

A pornografia também tem o potencial de terminar com seu casamento. "Pornografia destrói casamentos." Essa é a conclusão de Marcia Maddox, advogada especializada em divórcio.

> Entre os cinco advogados no escritório, sempre há pelo menos um caso envolvendo pornografia. Em um de seus casos, uma esposa descobriu que o marido estava envolvido com pornografia na internet enquanto ela e a filha estavam trabalhando em um projeto da escola. As duas estavam sentadas juntas ao computador da família quando, de repente, uma grande janela surgiu, mostrando um pênis gigantesco ejaculando... O casal acabou se divorciando, e a mãe recebeu a guarda exclusiva da filha.[42]

A pornografia também coloca seus filhos em risco. Mais de dez por cento dos homens em minha pesquisa declararam ter experimentado pornografia pela primeira vez ao encontrar um esconderijo "secreto" do pai. Antes, eram revistas debaixo da cama; agora, é o disco rígido de seu computador. A história de Bruno é típica: "Devo confessar que luto contra pornografia. Faço isso há muitos anos, desde que encontrei material no escritório de meu pai. Eu nem sabia o que era pornografia!". Davi escreve: "Definitivamente, a pior situação foi quando entrei em uma sala e vi meu pai em sites duvidosos. Isso causou duas coisas

---

42 Pamela Paul, "From pornography to porno to porn", p. 3.

(contrastantes). Primeiro, fez-me pensar que o que eu fazia era normal. Segundo, isso me levou a ter ressentimento de meu pai, porque ele me fez pensar que era normal".

O efeito em seus filhos será mais amplo que isso. Mesmo que seus filhos não descubram, a pornografia corroerá sua autoridade moral dentro de casa. Você pode deixar de discipliná-los como deveria, pois se sente um hipócrita. Ou sua disciplina pode ser irregular e inconsistente, levando em conta há quanto tempo consome pornografia.

As razões 1 a 6 se concentraram no impacto da pornografia em outras pessoas. As razões 7-12 concentram-se em seu impacto sobre nós e nosso relacionamento com Deus e com seu povo.

7. *Pornografia é escravizante*

"Eu sempre resolvia não fazer isso de novo", diz Arnaldo, "mas, no fim de semana seguinte, já estava comprando pornografia mais uma vez. Parecia que eu precisava fazer isso para aliviar o desejo e tirá-lo de meu sistema. Agora percebo que eu era escravo disso".

Há uma lei de retornos decrescentes com a pornografia. "Os estudos sobre o uso compulsivo de pornografia sugerem que os espectadores se habituam a certas imagens e atos sexuais, de modo que exigem materiais cada vez mais extremos para alcançar a excitação sexual."[43] Isso cria o que os psicólogos chamam de "tolerância" — acostumamo-nos tanto às imagens que vemos que elas têm menos poder para

---

43 Robert Jensen, *Getting off*, p. 111.

nos estimular. Tornamo-nos cada vez menos sensíveis. O resultado é que a maioria dos usuários de pornografia procura imagens cada vez mais extremas para obter a mesma dose de prazer. Provérbios diz: "O inferno e o abismo nunca se fartam, e os olhos do homem nunca se satisfazem" (27.20).

A maioria das pessoas não começa querendo ver sexo anal, sadomasoquismo ou outras formas de perversão. Mas é para isso que a pornografia na internet leva você. A pornografia promete muito, mas não pode realmente cumprir, e isso faz com que você queira sempre mais — mais quantidade e atos mais extremos. Das pessoas entrevistadas em minha pesquisa, 94% viram pornografia *hardcore* (definida como pornografia mostrando atos sexuais) e mais de dois terços viram pornografia representando atos que não considerariam apropriados no casamento.

> Ter meu próprio acesso não regulado à internet em casa foi o começo da minha decadência até assistir a material pornô on-line. Comecei a olhar imagens de nudez pelo Google, mas, ao longo do ano seguinte, fiquei cada vez mais viciado. O *softcore* levou ao *hardcore*. As fotos não eram suficientes, então procurei videoclipes para assistir.
>
> Eu me vi incapaz de ficar sem ver pornografia por muito tempo. Tornou-se cada vez mais difícil satisfazer meu desejo, e eu procurava algo diferente, frequentemente buscando pornografia com atores do mesmo sexo, sexo não consensual ou até, ocasionalmente, pedofilia. Na pior fase, eu via pornografia todos os dias.

As pessoas costumam pensar que o consumo de pornografia serve de alternativa a outros pecados sexuais. "Pelo menos, se ele está só vendo pornografia", racionalizam muitas esposas, "não está saindo com outra mulher." Isso não é verdade. Em geral, os usuários de pornografia não apenas passam de *softcore* para *hardcore*, como também alguns passam de sexo on-line para sexo real. Pesquisas mostram que a exposição à pornografia aumenta a probabilidade de uma pessoa procurar uma prostituta. Várias histórias que ouvi confirmam essa tendência: da pornografia aos clubes de *strip-tease* e, daí, às prostitutas. Quando você clica no mouse, não escolhe procurar uma prostituta. Mas é para onde esse primeiro clique pode eventualmente levá-lo. José diz: "Isso me levou a ter encontros sexuais que eu nunca teria — coisas que antes eram inimagináveis para mim tornaram-se triviais". E Alberto escreve:

> Minha vida espiritual estava muito ruim. Eu não conseguia verdadeiramente ter comunhão com Deus da maneira que ele planejou... Isso me fez dormir com o maior número possível de mulheres. Eu costumava fazer sexo desprotegido, porque via na televisão e achava que não havia problema. Isso me levou a engravidar uma de minhas ex-namoradas e acabamos fazendo um aborto; eu me sinto absolutamente miserável por isso.

Recentemente, ouvi falar de um líder cristão que foi flagrado vendo pornografia infantil em um cibercafé.

A polícia foi chamada e ele corre o risco de ser sentenciado à prisão. Seu casamento está destruído, talvez de uma forma irremediável. Ele está no ministério cristão há mais de trinta anos. Você não acha que poderia ser você? Ele nunca pensou que a pornografia iria dominar sua vida. Ele não começou com interesse em pornografia infantil. Mas, gradualmente, a pornografia o levou cada vez mais fundo.

8. *Pornografia corrompe seu caráter*

Foi de um dia para o outro que o rei Davi decidiu cometer assassinato? Não. Ele estava no terraço de sua casa e deixou seus olhos vagarem. Então, seu coração vagou. E, como resultado disso, ele cometeu adultério com Bate-Seba. A essa altura, ele ainda não pensava em assassinato. Mas o pecado estava *tirando sua sensibilidade*. Essa é exatamente a linguagem que Francisco usou para descrever seu consumo de pornografia para mim: "O consumo me deixou insensível ao pecado e à desobediência".

Em relação à lascívia, Jesus diz: "E, se a tua mão direita te faz tropeçar, corta-a e lança-a de ti; pois te convém que se perca um dos teus membros, e não vá todo o teu corpo para o inferno" (Mt 5.30). As palavras traduzidas por "te faz tropeçar" são usadas por Jesus em outra passagem do Evangelho de Mateus para comparar pessoas com a semente plantada em terreno rochoso que "se escandaliza" quando a perseguição chega (13.21), e novamente, para descrever aqueles que, em tempos de perseguição, "hão de *se escandalizar*, trair e odiar uns aos outros" (24.10). O hábito de pecar pela lascívia não termina com a lascívia. Deixado sem freio, resulta em se afastar de Jesus.

Em 1 Timóteo 4.2, Paulo fala sobre pessoas "que têm cauterizada a própria consciência". São pessoas que desligaram suas consciências tantas vezes que não conseguem mais voltar a ligá-las. É isso que a pornografia faz com você. Quando você consome pornografia pela primeira vez, precisa passar por cima de sua consciência. Sua consciência grita para você parar. Mas você bloqueia seus ouvidos e fecha seu coração. Esse é um estado bastante perigoso: andar com os ouvidos fechados à voz de Deus. Gradualmente, você achará mais fácil usar pornografia, pois sua consciência se tornará um eco remoto nas profundezas de seu coração. E logo sua consciência estará fraca demais para avisá-lo de outros pecados. A corrosão da pornografia invadirá outras áreas de sua vida.

9. *Pornografia desperdiça seu tempo, energia e dinheiro*

"Eu perdia horas navegando em sites e blogs que mostram pornografia"; "No auge, eu acessava pornografia várias vezes ao dia"; "Uso pornografia três ou quatro vezes por semana, por várias horas a fio."

Pense em uma refeição. Você sente fome, consome a refeição e, em seguida, se sente satisfeito. Vinte minutos depois, você se sente empanturrado e não quer mais comer. Pense em pornografia. Você sente um desejo, consome pornografia, mas não se sente satisfeito. A pornografia não sacia. Vinte minutos depois, você ainda se sente vazio e quer mais.

A pornografia promete muito, mas não cumpre. Então, você se encontra em uma busca interminável pela imagem perfeita, pelo cenário satisfatório, por mais uma dose da droga. Passam-se horas. Uma rápida olhada torna-se uma noite perdida. Você poderia ter passado esse tempo servindo a Deus, servindo ao seu povo, lendo sua Bíblia, orando por missões, brincando com seus filhos ou ajudando os necessitados. Você poderia ter passado esse tempo se conectando com sua esposa real — de uma forma real. Mas você o desperdiçou na frente da tela do computador, o tempo todo apodrecendo sua alma. E esse tempo nunca mais será recuperado. É uma oportunidade perdida para sempre.

Ou talvez você comece tarde da noite, quando todos já estão na cama, e não pare até duas ou três da manhã. Ou você fica mudando de canal tarde da noite, esperando uma excitação que, de alguma forma (é isso que dizemos a nós mesmos), não conta como pornô, pois é transmitida no canal aberto da TV. Como resultado, no dia seguinte pode-se descartar qualquer atividade produtiva significativa.

Um dos "três As" que resumem o poder da pornografia na internet é acessibilidade. Há muita pornografia gratuita na internet. Mas não é assim tão simples. A indústria pornô não é altruísta! Ela conhece o poder viciante da pornografia. Ela oferece pornografia gratuita para atraí-lo para pornografia paga. A indústria pornô é maior que Microsoft, Google, Ebay, Amazon, Yahoo e Apple *somados*. Ela ganha muito dinheiro, e ganha esse dinheiro com usuários de pornografia.⁴⁴ Craig Gross conta a história de Estêvão, que gastou 20 mil dólares em seu vício em pornografia,⁴⁵ enquanto Richard Winter conta a história de um seminarista cuja esposa descobriu uma conta de 400 dólares de sexo por telefone.⁴⁶

10. Pornografia enfraquece seu relacionamento com Deus

O reinado de Salomão foi grandioso. Ele não apenas construiu o templo, como também as nações vieram a Israel para ouvir sua sabedoria, em cumprimento parcial da promessa de Deus de que todas as nações seriam abençoadas por seu povo. Mas seu reinado começou a se desfazer por causa de seu pecado sexual. 1 Reis 11.1-2 nos diz que "amou Salomão muitas mulheres estrangeiras" e que "a estas se apegou Salomão pelo amor". É a mesma palavra usada em 1 Reis 3.3 para descrever o amor de Salomão por Deus. Aqui está um amor que rivaliza com o amor de Salomão por Deus (Dt 6.4-5). O escritor interrompe a narrativa para apontar os perigos (1Rs 11.2). Os israelitas não deveriam casar-se com esposas estrangeiras, "pois vos perverteriam o coração, para seguirdes os seus deuses". E isso é provado na vida de Salomão. "Sendo já velho, suas mulheres lhe perverteram o coração para seguir outros deuses; e o seu coração não era de todo fiel para com o Senhor, seu Deus" (1Rs 11.4).

---

44 Craig Gross, *The Dirty Little Secret*, p. 90.
45 Craig Gross, *The Dirty Little Secret*, p. 67.
46 Richard Winter, "The Struggle for Sexual Purity: Pornography", *European Leadership Forum*. Disponível em: euroleadershipresources.org, 2005.

Os desejos sexuais desenfreados de Salomão afastaram seu coração de Deus. Deram-lhe um coração dividido. "A pornografia mata minha vitalidade espiritual e rouba minha vida devocional pessoal e as disciplinas espirituais. Diminui meu desejo e minha consciência das coisas espirituais, porque se torna a coisa que vem primeiro em minha mente; ou, mais comumente, a culpa me consome." "Ela realmente amorteceu meu relacionamento com Jesus e me roubou a alegria"; "Definitivamente, impediu-me de ter um relacionamento próximo com Deus. Senti muita alegria depois de parar, e minha vida de oração foi revigorada."

Pedro faz um comentário perspicaz: "Uma coisa que eu descobri quando estou lutando contra a pornografia é que, quando ouço a palavra 'pecado', ouço como significando pornografia". Imagine que você esteja ouvindo um sermão. O pregador fala sobre a necessidade de lidar com o pecado em sua vida. Só existe um pecado que vem à sua mente naquele momento: pornografia. E, assim, você sempre aborda apenas a questão da pornografia. Os outros pecados de seu coração não são tratados. "A pornografia atrapalha meu crescimento em outras áreas", conclui Pedro, "porque simplesmente não as percebo". Ele acrescenta: "Quando passei longos períodos sem esse problema, percebi com muito mais clareza como sou pecaminoso em outras áreas das quais simplesmente não me dou conta quando estou lutando contra isso". A ironia é que os pecados que são ignorados podem muito bem ser aqueles que acompanham o uso de pornografia.

A pornografia também rouba sua segurança da salvação. Novamente, os comentários de pessoas que usam pornografia contam a história. "Isso, às vezes, me fez sentir que não posso ser amado por Deus. E isso não apenas por causa da profundidade do pecado, mas também de sua regularidade"; "Isso me faz sentir culpado e indigno de seu amor, como se ele não me quisesse em sua família. Senti vergonha de vir diante dele e pedir perdão às vezes, algo do tipo: 'Fiz isso de novo, então ele não vai querer mais me perdoar!'"; "Minha luta contra a pornografia me fez duvidar continuamente de minha salvação. Eu sabia que não era salvo pelas obras, mas duvidava que alguém verdadeiramente salvo pudesse ter essa dificuldade constante."

11. Pornografia enfraquece seu serviço

José era escravo no Egito na casa de um homem chamado Potifar. Suas habilidades e fidelidade chamaram a atenção de seu mestre, e ele se tornou encarregado da casa. Mas ele também chamou a atenção da esposa de Potifar. "José era formoso de porte e de aparência", diz a Bíblia (Gn 39.6). Então, ela o convidou: "Deita-te comigo". Mas José recusou. Dia após dia, ela insistiu com ele, mas, dia após dia, José resistiu. Ele falou assim:

> Tem-me por mordomo o meu senhor e não sabe do que há em casa, pois tudo o que tem me passou ele às minhas mãos. Ele não é maior do que eu nesta casa e nenhuma

coisa me vedou, senão a ti, porque és sua mulher; como, pois, cometeria eu tamanha maldade e pecaria contra Deus? (39.8-9)

José é fiel à sua responsabilidade. Ele é obrigado a honrar a confiança que lhe foi dada por Potifar. Ele é leal a um mestre que o tratou bem. Acima de tudo, ele se submete a um mestre superior, contra quem não pecará. Suas responsabilidades e seu culto a Deus são as razões pelas quais ele se recusa a pecar sexualmente.

Repetidas vezes, as pessoas falam sobre como a pornografia enfraqueceu seu serviço a Deus.

> Sinto que a pornografia fez muito mal em meu serviço ao meu Salvador, impedindo-me de ser mais zeloso e sincero a esse respeito.
>
> Em termos de ministério, o efeito é a perda de foco e a falta de vida real brilhando no trabalho que faço — seja durante os cultos da igreja, seja nos relacionamentos.
>
> O efeito em meu serviço foi devastador. É uma das principais razões pelas quais acabei desistindo.
>
> Eu era menos capaz de servir a Jesus, pois estava vivendo duas vidas. O estresse de administrar isso me impedia de ser realmente útil ao reino. Ajudei em um grupo de jovens da igreja por cerca de um ano, mas dar palestras onde eu deveria compartilhar sobre o que Deus estava fazendo em minha vida se tornou uma atividade muito tensa, então parei.

Isso significa que *a pornografia é um pecado contra sua igreja*. Vamos começar no nível mais básico. O tempo que você gasta consumindo pornografia é o tempo que você poderia ter gasto servindo à sua igreja. O cansaço que você sente por ficar acordado até tarde afeta sua capacidade de servir aos outros no dia seguinte.

Mas a pornografia também corrói seu relacionamento com Deus, de modo que seu serviço aos outros é prejudicado. Se você se sente distante de Deus, então está distante de sua graça, de seu amor, de sua esperança, de sua glória. Sua motivação para servir está enfraquecida, e os recursos divinos de que você precisa podem parecer muito distantes.

Ou considere o seguinte. Se você consumiu pornografia no último mês, fará perguntas desafiadoras a seus irmãos? Provavelmente não, porque eles podem devolver essas perguntas.

Em Josué 7, o povo de Israel atacou a cidade de Ai em sua campanha para conquistar a terra prometida. Recém-saídos de seu notável sucesso em Jericó, deram a vitória como certa. Mas foram derrotados e trinta e seis homens foram mortos. O motivo? O pecado secreto de um homem. Acã escondera alguns dos espólios de vitória que pertenciam a Deus. Ninguém sabia do pecado de Acã, então ele não foi um mau exemplo para os outros. Mesmo assim, Acã corrompeu a integridade do povo de Deus, levando todos à derrota. Somente quando Acã e seu pecado foram removidos do povo de Deus, foi-lhes possível alcançar vitória. Talvez ninguém saiba que você consome pornografia.

Mas ainda é um pecado contra sua igreja. Ainda pode corroer o povo de Deus.

12. *A ira de Deus é contra as pessoas que consomem pornografia*

Um dos segredos do poder da pornografia é o próprio caráter secreto. O anonimato é um dos "três As" que tornam o sexo cibernético tão poderoso. Mas a pornografia não é anônima. Muitas vezes, a esposa descobre. E Deus sempre vê. "Os olhos do Senhor estão em todo lugar, contemplando os maus e os bons" (Pv 15.3); "Os olhos de Deus estão sobre os caminhos do homem e veem todos os seus passos" (Jó 34.21); "E não há criatura que não seja manifesta na sua presença; pelo contrário, todas as coisas estão descobertas e patentes aos olhos daquele a quem temos de prestar contas" (Hb 4.13).

E a palavra de Deus é inequívoca. A ira de Deus é contra as pessoas que consomem pornografia:

> Mas a impudicícia e toda sorte de impurezas ou cobiça nem sequer se nomeiem entre vós, como convém a santos; nem conversação torpe, nem palavras vãs ou chocarrices, coisas essas inconvenientes; antes, pelo contrário, ações de graças. Sabei, pois, isto: nenhum incontinente, ou impuro, ou avarento, que é idólatra, tem herança no reino de Cristo e de Deus. Ninguém vos engane com palavras vãs; porque, por essas coisas, vem a ira de Deus sobre os filhos da desobediência. Portanto, não sejais participantes com eles. (Ef 5.3-7)

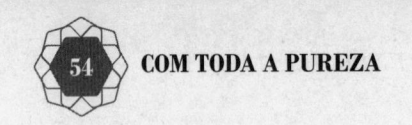

Não deixe sua boa e saudável teologia da perseverança dos santos ensurdecê-lo às impressionantes advertências das Escrituras:

> Portanto, se, depois de terem escapado das contaminações do mundo mediante o conhecimento do Senhor e Salvador Jesus Cristo, se deixam enredar de novo e são vencidos, tornou-se o seu último estado pior que o primeiro. Pois melhor lhes fora nunca tivessem conhecido o caminho da justiça do que, após conhecê-lo, volverem para trás, apartando-se do santo mandamento que lhes fora dado. (2Pe 2.20-21)

Repetidas vezes, a palavra de Deus adverte contra o pecado sexual, ainda que celebre o sexo. O sexo é algo belo e poderoso que Deus designou para unir os casais em amor pactual. Mas seu poder para o bem pode ser corrompido.

Considere Provérbios 5. Aqui encontramos muitas razões para evitar a pornografia ecoadas e resumidas:

- A pornografia parece doce, mas conduz à destruição (3-6)
- A pornografia desperdiça seu tempo, energia e dinheiro (7-11)
- A pornografia conduz a remorso e vergonha (12-14)
- A pornografia é um pecado contra sua esposa (15-20)
- A pornografia é um pecado contra as mulheres envolvidas e seus maridos (20)

- A pornografia pode parecer secreta, mas é vista por Deus (21)
- A pornografia escraviza (22)
- A pornografia conduz a juízo (23)

VENDO ALÉM DA TELA

Quando você vê pornografia, seja uma foto, seja um filme, precisa olhar além da tela. Dentro da moldura, você vê uma mulher bonita e sorridente ou um casal desfrutando um sexo incrível. Mas pense no que está acontecendo por fora dessa moldura. Veja a equipe de filmagem ao redor. Veja os maquiadores, os cirurgiões plásticos, os editores de imagens. Veja as drogas e os suicídios. Fora de cena, há mulheres vomitando, tomando drogas, cometendo suicídio.

Veja além da tela. Veja a distorção de sua visão do sexo, de sua esposa e das irmãs em Cristo. Veja os danos em seu relacionamento com Deus e no serviço ao povo dele. Veja a ira de Deus contra seu pecado.

Veja além da tela.

CAPÍTULO 2
LIBERTOS PELA BELEZA DE DEUS

Por que as pessoas consomem pornografia? Repetidas vezes, as pessoas falam sobre os mesmos gatilhos da pornografia:

- Tédio
- Exposição
- Solidão
- Oportunidade
- Estresse
- Cansaço
- Rejeição

Os seguintes comentários são típicos: "As coisas que estimulavam esse consumo eram cansaço, depressão, solidão e simplesmente não conseguir mais suportar a constante enxurrada de imagens sexuais"; "Quando estou entediado e sozinho — esse é o gatilho número um"; "Pequenas coisas despertam isso. Em geral, imagens na rede ou na TV. Junte isso a ficar sozinho e você tem uma combinação ruim"; "Tarde da noite. Quando a família está fora ou dormindo. Os gatilhos são sentimentos de cansaço, solidão e frustração sexual." Ocasionalmente, as consequências de uma elevação espiritual podem desencadear um retorno à pornografia. Uma pessoa descreveu como consumia pornografia depois de "um período espiritualmente benéfico — uma conferência ou uma missão". Outra afirmou sentir que "tinha direito a alguma baixa espiritual" depois de um "pico espiritual ou uma experiência elevada". Quando o consumo de pornografia torna-se habitual, seus pensamentos facilmente se voltam para ela e, então, basta uma oportunidade para desencadear as tentações.

A RAZÃO DA PORNOGRAFIA

Estar ciente do exposto acima pode ajudar a evitar tentações. Mas nenhum desses gatilhos explica totalmente o lugar da pornografia em nossas vidas.

Ouça as palavras de Jesus: "Porque de dentro, do coração dos homens, é que procedem os maus desígnios, a prostituição, os furtos, os homicídios, os adultérios, a avareza, as malícias, o dolo, a lascívia, a inveja, a blasfêmia, a soberba, a loucura. Ora, todos estes males vêm de dentro e contaminam o homem" (Mc 7.21-23).

De onde vêm os maus pensamentos, a imoralidade sexual, o adultério, a lascívia? De dentro, do coração dos homens. As circunstâncias de nossas vidas são significativas. Mas não explicam completamente por que consumimos pornografia. Afinal, muitas pessoas estão cansadas e não recorrem à pornografia. Não; a Bíblia ensina que o coração é a fonte de nosso comportamento.

Nos anos 1980, Gray Jolliffe e Peter Mayle criaram uma série de desenhos animados chamada *Wicked Willie*. Wicked Willie era um pênis de desenho animado com uma mente própria. Não só os desenhos eram vulgares, como também — o mais importante — exemplificavam a ideia de que somos vítimas de nosso desejo sexual: "Foi meu *willy*[47] que me levou a fazer isso".

Às vezes, as pessoas objetificam o pênis, vendo-o como um "outro" a quem podemos responsabilizar por nosso comportamento sexual. Na cosmovisão moderna, desejo e vontade são frequentemente vistos como sentimentos opostos. Fracassamos quando nossos desejos são fortes demais em relação à nossa força de vontade ou quando nossa vontade é fraca demais para resistir. O usuário de pornografia torna-se vítima de seus próprios desejos: "Meu desejo me levou a fazer isso". Isso reflete um dualismo no pensamento moderno, segundo o qual mente e corpo são duas entidades distintas que lutam entre si: "Sou vítima do meu próprio corpo com seus impulsos sexuais" (que são vistos como separados do "eu").

---

47 "Willy" é um trocadilho em inglês. Ao mesmo tempo que se refere propriamente ao desejo, é uma gíria que alude ao órgão sexual masculino. (N. T.)

Mas, na visão bíblica da humanidade, o desejo conduz à vontade. Eu faço o que quero fazer. A fonte do meu comportamento é meu coração. "Sobre tudo o que se deve guardar", diz Provérbios 4.23, "guarda o coração, porque dele procedem as fontes da vida". Em outras palavras, o coração é a fonte ou a raiz de minha conduta.

A cultura ocidental usa o coração para fazer referência às nossas emoções. Mas, na Bíblia, o coração representa meu eu essencial. Sinto com meu coração, mas também penso com meu coração. Eu temo, espero, amo, anseio, decido com meu coração. Aonde meu coração vai, meu comportamento segue.

Se não culpamos nossos desejos (*willy*), às vezes culpamos nossas esposas. Já vimos que há evidências que sugerem que o consumo de pornografia faz com que os homens demonstrem menos interesse no sexo conjugal e se tornem piores na verdadeira intimidade sexual. Mas é um erro pensar que essa motivação funcione na direção oposta: que a falta de sexo ou sexo "pobre" com sua esposa conduza ao uso de pornografia. A pornografia nunca é simplesmente um substituto para o sexo. De fato, há um sentido em que sexo é a única coisa que a pornografia não oferece — não sexo real. Sua esposa pode não agir como uma estrela pornô, mas a estrela pornô também não age, não na vida real. A pornografia não oferece uma experiência real de sexo. Oferece um substituto fantasioso para poder, sucesso, adoração ou recompensa. O problema não está em sua esposa, mas em seu coração. Culpar sua esposa é uma forma de abuso espiritual: você está transferindo a culpa por seu pecado a ela;

impondo a ela uma falsa culpa.[48] "Porque de dentro, do coração dos homens", diz Jesus, "é que procedem os maus desígnios, a prostituição".

Ou culpamos nossa história. Afirmamos: "Meus pais me levaram a fazer isso". Novamente, há grandes evidências de que os relacionamentos dos pais têm um efeito profundo na maneira como as pessoas se expressam sexualmente. Pais exigentes que oferecem pouco carinho podem criar um desejo de afirmação que se torna sexualizado. Já vimos que as mulheres envolvidas na indústria do sexo geralmente tiveram um pai ausente. Os próprios agressores sexuais muitas vezes foram abusados na infância. Essa evidência nos lembra a importância crucial de uma boa criação dos filhos. Esses fatores moldam a vida das pessoas e aumentam o poder da tentação sexual em suas vidas. Mas não fornecem uma explicação plena para o comportamento pecaminoso.

> Ninguém, ao ser tentado, diga: Sou tentado por Deus; porque Deus não pode ser tentado pelo mal e ele mesmo a ninguém tenta. Ao contrário, cada um é tentado pela sua própria cobiça, quando esta o atrai e seduz. Então, a cobiça, depois de haver concebido, dá à luz o pecado; e o pecado, uma vez consumado, gera a morte. (Tg 1.13-15)

Não podemos justificar nosso pecado pelas circunstâncias que Deus permitiu em nossas vidas. Eles podem ser

---

48 Mark R. Laaser e Louis J. Gregoire, "Pastors and Cybersex Addiction", *Sexual and Relationship Therapy* 18.3 (agosto de 2003), p. 401.

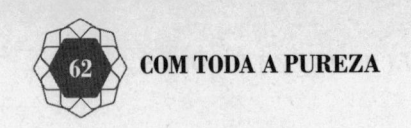

fatores importantes, mas não são causas suficientes. Tiago diz que a causa última do pecado é nossa "própria cobiça".

As palavras de Tiago são importantes para aqueles que defendem que a pornografia é o resultado de um "espírito de luxúria" na vida de alguém. Não há evidências bíblicas a sugerir que os demônios possam habitar um filho de Deus. O Espírito Santo não divide sua casa! Certamente, Satanás nos tenta a pecar. Pedro diz: "Sede sóbrios e vigilantes. O diabo, vosso adversário, anda em derredor, como leão que ruge procurando alguém para devorar; resisti-lhe firmes na fé, certos de que sofrimentos iguais aos vossos estão-se cumprindo na vossa irmandade espalhada pelo mundo" (1Pe 5.8–9). Você é um tolo se não levar isso a sério. Mas não resistimos ao diabo por meio de algum tipo de oração exorcizante. Fazemos isso sendo "sóbrios e vigilantes", "firmes na fé", evitando a tentação e confrontando-a com a crença de que Deus oferece mais que o pecado. O que Tiago 1 nos lembra é que, embora Satanás possa usar os ardis do mundo para nos tentar, não podemos culpá-lo. Não podemos dizer: "Os demônios me levaram a fazer isso". Satanás é poderoso, mas mesmo Satanás não é a causa última do pecado em nossas vidas. Tiago continua nos dizendo para "resistirmos ao diabo" e nos aproximarmos de Deus em humildade e arrependimento (Tg 4.7-10).

Pare por um instante para ler a resposta de Davi ao seu pecado sexual no Salmo 51. Veja se consegue detectar algum vestígio de Davi culpando seu desejo sexual, seus pais, suas circunstâncias ou o diabo. Onde Davi coloca a responsabilidade por seu pecado? Onde ele coloca sua esperança para o futuro?

ASSUMINDO A RESPONSABILIDADE

Assim, muitas vezes as circunstâncias despertam nosso pecado e moldam a forma que ele assume, mas não o causam. A causa raiz é sempre nosso coração e seus desejos pecaminosos. Pecamos porque cremos em mentiras a respeito de Deus, em vez de crermos na palavra de Deus; e porque adoramos ídolos em vez de adorarmos a Deus.[49]

Se o problema fosse simplesmente com nossos olhos, a solução seria desviá-los. Mas, se o problema começa no coração, a solução deve ser muito mais fundamental. Então, você precisa perguntar a si mesmo: o que me leva à pornografia? O que está acontecendo em meu coração quando consumo pornografia?

Talvez você considere útil fazer um diário. Quando você se sente tentado? O que está acontecendo no resto de sua vida quando você se vê tentado? Como você está se sentindo? O que se passa em sua mente? Isso pode ajudá-lo a ver o que está acontecendo quando você luta contra a pornografia. Você pode começar a perceber o que a pornografia "fornece" a você. Uma fuga? Um ato de vingança? Uma maneira de se sentir poderoso, amado ou desejado? Uma recompensa para si mesmo?

---

[49] Veja Tim Chester, *You Can Change: God's Transforming Power for our Sinful Behaviour and Negative Emotions* (IVP/Crossway, 2008/2010), capítulos 4-6.

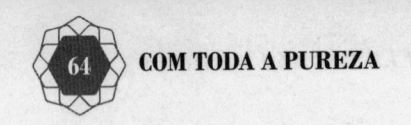

Então, você pode começar a identificar as falsas promessas que a pornografia faz a você. Também pode identificar a verdade salvadora do evangelho que pode começar a libertá-lo.

LIBERTOS PELA FÉ

> Porque este é o amor de Deus: que guardemos os seus mandamentos; ora, os seus mandamentos não são penosos, porque todo o que é nascido de Deus vence o mundo; e esta é a vitória que vence o mundo: a nossa fé. Quem é o que vence o mundo, senão aquele que crê ser Jesus o Filho de Deus? [...] E o testemunho é este: que Deus nos deu a vida eterna; e esta vida está no seu Filho. Aquele que tem o Filho tem a vida; aquele que não tem o Filho de Deus não tem a vida. (1Jo 5.3-5, 11-12)

Nós podemos derrotar a pornografia. Nós temos a vitória. Há esperança. Você não precisa sentir-se derrotado. Como temos vitória? Por meio de nossa fé (versículo 4); crendo que Jesus é o Filho de Deus. Aqui é o ponto no qual muitos de nós erramos. Tentamos encontrar a vitória pelo nosso próprio esforço.

Crer no Filho traz vida eterna. Isso significa vida, e não a existência vazia do pecado. Pedro diz que "fostes resgatados do vosso fútil procedimento que vossos pais vos legaram" (1Pe 1.18). Jesus dá vida real; uma vida plena, uma vida com sentido, no lugar de uma vida vazia.

E crer no Filho traz vida eterna. Hebreus fala dos "prazeres transitórios do pecado" (Hb 11.25). Por outro lado, Salmos 16:11 diz: "Tu me farás ver os caminhos da vida; na tua presença há plenitude de alegria, na tua destra, delícias perpetuamente".

Como a fé em Jesus conduz à vitória sobre a pornografia? A fé vê além das falsas promessas da pornografia; vê que Deus oferece mais do que a pornografia; e vê que Deus é sempre maior e melhor que a pornografia. Então, a fé escolhe Deus, adora a Deus, valoriza Deus, louva a Deus.

"Suponha que você seja tentado à lascívia", diz John Piper. "O poder de toda tentação é a perspectiva de que algo me fará mais feliz. Ninguém peca pelo sentimento de obrigação." Então, o que devo fazer? Muitas pessoas dizem que é uma questão da vontade; mas, diz Piper, as pessoas que se esforçam pelo progresso moral não podem dizer: "esse viver que, agora, tenho na carne, vivo *pela fé* no Filho de Deus" (Gl 2.20). Então, como podemos lutar contra a lascívia pela fé?

> Quando a fé domina meu coração, satisfaço-me em Cristo e em suas promessas. Foi isso que Jesus quis dizer quando falou: "o que *crê* em mim *jamais terá sede*" (Jo 6.35). Quando minha sede por alegria, significado e paixão é satisfeita pela presença e pelas promessas de Cristo, o poder do pecado é quebrado.[50]

---

50 John Piper, *Graça futura* (São Paulo: Shedd, 2009), p. 322.

PORNOGRAFIA É SEMPRE UM SINTOMA DE INCREDULIDADE E IDOLATRIA

O Salmo 51 é a oração de Davi "quando o profeta Natã veio ter com ele, depois de haver ele possuído Bate-Seba". Você encontrará essa história em 2 Samuel 11–12. O Salmo 51 é uma poderosa oração de confissão que, ao longo dos anos, muitos cristãos tomaram para si mesmos.

Mas você já reparou que não há menção a sexo? É uma oração de confissão após um ato de adultério, mas não há menção a esse adultério. De fato, Davi diz a Deus: "Pequei contra ti, contra ti somente, e fiz o que é mau perante os teus olhos, de maneira que serás tido por justo no teu falar e puro no teu julgar" (Sl 51.4). Claramente, Davi pecou contra Bate-Seba, contra o marido dela e contra suas outras esposas. Mas, primeiro e acima de tudo, ele pecou contra Deus. Sua pornografia é um pecado contra sua esposa, contra as mulheres e contra a igreja. Mas, acima de tudo, é um pecado contra Deus.

O teólogo antigo Agostinho se considerava um viciado em sexo. Ele escreveu em suas *Confissões* autobiográficas: "De uma vontade perversa, veio a luxúria, e a escravidão à luxúria tornou-se um hábito, e o hábito, sendo constantemente alimentado, tornou-se uma necessidade e me aprisionou em uma dura escravidão". Refletindo, ele reconheceu que essa escravidão era um reflexo de sua fome por Deus: "Eu te procurava fora de mim e não encontrava o Deus do meu coração".[51]

---

51 Citado em "Pornography and the Quest for Intimacy". Disponível em: www.stilldeeper.com (março de 2008).

G. K. Chesterton disse: "Todo homem que bate à porta de um bordel está procurando por Deus".[52]

> Mas a impudicícia e toda sorte de impurezas ou cobiça nem sequer se nomeiem entre vós, como convém a santos; sabei, pois, isto: nenhum incontinente, ou impuro, ou avarento, que é idólatra, tem herança no reino de Cristo e de Deus. (Ef 5.3-5)

Um homem que é incontinente, impuro ou ganancioso é um idólatra. O contexto deixa claro que o escritor está falando sobre imoralidade sexual e ganância por sexo. O pecado sexual é um ato ou um sinal de idolatria. Algo importa mais para nós do que Deus. Desejamos, queremos, valorizamos, adoramos algo no lugar de Deus. David White, da Harvest USA, diz: "O pecado sexual não se refere primariamente à lascívia... É, antes de mais nada, uma violação ao primeiro Grande Mandamento, um ídolo que substitui o Criador. Isso significa que, diante da frustração, da solidão, da ansiedade, do estresse etc., o indivíduo corre para um deus falso".[53]

O QUE A PORNOGRAFIA OFERECE E COMO DEUS OFERECE MAIS

"Era uma questão superficial", diz Martin, sobre sua pornografia, "para questões mais profundas e não resolvidas

---

52 Citado por Les Parrott, *Crazy Good Sex* (Zondervan, 2009), p. 44.
53 David White, "Living in the light: a redemptive response to sexual sin". Disponível em: www.harvestusa.org (2006).

do pecado". David Powlison, da Christian Counselling and Educational Foundation, diz: "É fácil seus pecados grandes e óbvios (como navegar na internet em busca de material pornográfico) ocultarem os pecados mais profundos que alimentam sua luta contra a pornografia. Mas, a menos que você reconheça e se arrependa dos padrões de pecado que estão trás de seu vício, não estará lutando a batalha certa".[54] Ao dar um conselho a seus colegas na mesma luta, Ian diz: "Concentre-se na razão pela qual você vê pornografia. Descubra por que esses motivos são vazios, prometendo muito, mas oferecendo pouco. Descubra o que as boas-novas significam para você nesse aspecto".

Então, quais são as promessas por trás da pornografia? Vamos analisar seis delas. Nem todo tema será verdadeiro no seu caso, porém a maioria dos consumidores de pornografia se identificará com um ou dois temas, e haverá alguma sobreposição. Trata-se de uma simplificação para ajudá-lo a identificar por que você busca pornografia e como pode voltar-se da pornografia para Deus.

Assim, para cada falsa promessa de pornografia, há uma verdadeira promessa de Deus. O que quer que a pornografia ofereça, Deus oferece mais. É essa verdade que nos liberta (Jo 8.31-36). "Em sua misericórdia", diz Marcelo, "Deus me mostrou que as promessas da pornografia são mentiras vazias. Em sua incompreensível soberania, Deus usou minhas fraquezas para me fazer me apegar e me

---

54 David Powlison, *Breaking Pornography Addiction* (New Growth Press, 2008). Disponível on-line em *www.ccef.org*.

alegrar em Cristo, o cumprimento de todas as suas promessas". "Deus preenche muito mais do que a pornografia", diz Sérgio; "Eu tentei as duas coisas e, por mais louco que pareça para alguém afundado em pornografia, Deus satisfaz muito mais."

Portanto, nosso segundo ingrediente-chave na batalha contra a pornografia, o ingrediente central, é este: *reverência a Deus — desejo por Deus decorrente da confiança de que ele oferece mais que a pornografia.*

Tabela 2

1. Repulsa à pornografia	ódio à pornografia em si (não apenas à vergonha que traz consigo) e desejo de mudança
2. Reverência a Deus	desejo por Deus, decorrente da confiança de que ele oferece mais que a pornografia
3. Repouso na graça	segurança de que você é amado por Deus e justificado por Deus pela fé na obra de Jesus
4. Resistência à tentação	compromisso de fazer tudo o que estiver ao seu alcance para evitar a tentação, a começar pelos controles de seu computador
5. Responsabilização perante os outros	uma comunidade de cristãos que o faz prestar contas e o apoia em sua luta

PROMESSAS VAZIAS, PROMESSAS REAIS

1. Pornografia promete respeito

A pornografia cria um mundo de fantasia no qual eu sou potente. Usamos a palavra *potente* para descrever tanto poder como habilidade sexual. Isso mostra como ambos se correlacionam em nossas mentes e em nossa cultura. A potência sexual é um símbolo de poder. Um viciado em sexo, diz Craig Lockwood, "pensa em seu desempenho sexual e na atratividade de seu corpo como um indicador e uma medida de seu valor e de sua adequação".[55] No meu mundo de fantasia, consigo atuar bem. De fato, sou adorado por minha performance. A pornografia oferece uma oportunidade de nos reimaginarmos como deuses do sexo dignos de respeito. Se a pornografia oferece respeito, é provável que as fantasias ao redor envolvam um ou mais dos seguintes itens: poder duradouro, situações nas quais você é dominante, melhor desempenho sexual do que outras pessoas, um corpo impressionante e parceiras múltiplas.

"Para a maioria dos homens", diz Robert Jensen, "começa com o sussurro que responde ao nosso medo mais profundo: que não somos suficientemente homens... O sexo é sexy porque os homens são dominantes e as mulheres são submissas; o poder é erotizado".[56] "Para mim, o gatilho é a rejeição", diz Bruno. "Recorro à pornografia quando me falta confiança. Em vez de procurar me encher de Deus, acredito que o pecado pode me preencher." "A pornografia me fez sentir excitado e viril", diz Sérgio. Outro cristão que luta contra pornografia afirma:

---

55 Craig Lockwood, *Falling Forward: the Pursuit of Sexual Purity* (Desert Stream Press, 2000), p. 13.
56 Robert Jensen, *Getting Off*.

Esse sentimento de indignidade pode levar alguém a ser o tipo de pessoa que não se parece nada com um viciado em sexo. Podem ser pessoas de destaque na vida: populares, bem-humoradas e bem-sucedidas; líderes na igreja; empresários; desportistas vitoriosos. Mas seus sucessos são motivados pela suspeita secreta de que ninguém realmente gostaria deles se, de fato, fossem conhecidos como realmente são.[57]

Talvez isso explique um pouco por que a pornografia costuma ser um problema para os líderes de igreja. Três fatores se combinam. Primeiro, há pressão pela autojustificação, para provar que você é um bom líder ou que vale seu salário. A pornografia oferece um mundo de fantasia no qual você é potente, adorado e apreciado. Cria a ilusão de autojustificação. Segundo, isso se soma à oportunidade máxima. Muitos homens trabalham o dia inteiro e, depois, passam a noite cercados pela família, portanto as oportunidades são limitadas. Mas os líderes de igreja estão sozinhos durante boa parte da semana, sentados diante de um acesso à internet de alta velocidade. A pornografia está a apenas um clique de distância. Terceiro, muitos líderes de igreja sentem-se incapazes de falar com alguém. As pessoas esperam que eles sejam exemplos de piedade. Muitos temem perder o emprego se contarem a alguém. Talvez percam. Desse modo, eles se escondem nas sombras — um terreno fértil para a pornografia.

---

57 "Pornography and the Quest for Intimacy". Disponível em: *www.stilldeeper.com*.

Uma versão da "pornografia como respeito" é a "pornografia como rejuvenescimento". Para alguns homens, a pornografia faz parte de uma crise de meia-idade. É a versão secreta de um caso com uma mulher mais jovem. Pode ter a ver com o homem sentindo sua mortalidade, ou questionando suas realizações na vida, ou sentindo que não tem mais o corpo "perfeito". E, assim, buscamos a juventude "possuindo" uma mulher mais jovem. Entramos em um mundo no qual nós e os objetos de nosso desejo sexual somos jovens.

Deus é glorioso: é a ele que devemos temer
No mundo de fantasia da pornografia, as pessoas me respeitam, me admiram, me aceitam. As mulheres "se oferecem" para mim. Eu me projeto no garanhão e experimento vicariamente sua potência. Eu impressiono, sou respeitado e reverenciado por homens. Mas tudo isso é artificial.

Deus oferece aceitação genuína. Estamos desesperados para provar ou justificar a nós mesmos, mas não podemos. Não somos suficientemente bons, não somos suficientemente homens, não somos suficientemente adequados; não para Deus. Mas Deus, graciosamente, aceita-nos em Cristo, justificando-nos por meio de Cristo. Precisamos da humildade para aceitar — e da fé para encontrar — confiança em Cristo.

Mas talvez a questão real seja que a aceitação de Deus não é suficiente. O que realmente queremos é a aprovação de outras pessoas — nesse caso, frequentemente a aprovação de outros homens. Em termos bíblicos, nossa pornografia é movida pelo temor de homens A resposta é o temor do Senhor.

Ele é o glorioso, cuja opinião deve importar. E é aquele cuja aprovação já temos em Cristo.

2. *Pornografia promete relacionamento*

Ansiamos por intimidade em um nível relacional. Sentimo-nos sozinhos. Mas também temos medo da intimidade. Não temos certeza de que podemos alcançá-la ou ser vulneráveis o bastante para lidar com isso. "O viciado em sexo aprende a remediar esse sentimento de isolamento e indignidade com a pornografia."[58] A pornografia oferece uma alternativa segura à intimidade.

> A pornografia proporcionava a fantasia de um relacionamento íntimo, porém apaixonado. Parecia uma forma segura de ser sexualmente ativo sem se envolver em um relacionamento real.
>
> Eu recorria à pornografia porque me fazia sentir menos sozinho. Eu costumava usar salas de bate-papo com câmeras ao vivo, locais em que eu poderia conversar em particular com alguém que estava satisfeito em me ver e que me fazia sentir bem.
>
> Principalmente, isso me proporciona um sentimento de aceitação e amor. Isso não é algo em que penso conscientemente, mas sei que é o que está por trás.
>
> A pornografia parece proporcionar uma falsa intimidade — uma mulher mostrando algo que é privado. Parte de mim se sente bem de poder ver o que estou vendo.

---

58 "Pornography and the Quest for Intimacy."

A pornografia proporciona um profundo senso de intimidade quando me sinto sozinho e sobrecarregado. Dá muito mais trabalho conversar com Deus, com minha esposa ou outra pessoa do que ver pornografia.

Na "pornografia como respeito", queremos ser respeitados pelos homens. Na "pornografia como relacionamento", queremos ser reverenciados ou desejados pelas mulheres. As fantasias que acompanham podem incluir alguns elementos em comum com a pornografia como respeito, mas com foco em impressionar as mulheres, em vez de superar os homens: ter um corpo desejável, exercer poder duradouro, ter múltiplas parceiras ou proporcionar múltiplos orgasmos à sua parceira.

Ou queremos ser soberanos sobre as mulheres. Tememos as mulheres, a intimidade e a perda de controle. Nossas fantasias não reproduzem a realidade de nossas vidas, mas oferecem uma alternativa segura. Fazemos aquilo em que carecemos de coragem — ou de capacidade — para fazer na vida real. Somos covardes que gostariam de ser heróis. "Isso me fazia sentir melhor comigo mesmo", diz Geraldo. "Eu tinha o controle da situação. Eu podia ver uma mulher nua quando quisesse!" Gabriel diz que, para ele, a pornografia tinha a ver com "um senso de propriedade sobre a mulher". E, assim, assistimos a imagens em que o homem está no controle. Robert Jensen cita um usuário de pornografia que reconhece isso:

LIBERTOS PELA BELEZA DE DEUS

Para mim, pornografia tem tudo a ver com *controlar seres humanos* ou devo dizer a ilusão de controlar os outros. Foi isso que me excitou. Eu me sentia fora do controle da minha vida — desde a minha infância —, e isso era algo que eu podia controlar (quais mulheres eu veria nuas ou o poder de apertar o botão de pausa e estender uma imagem específica por toda a eternidade), por exemplo. Não há vulnerabilidade, não há risco e, portanto, nenhum crescimento. Acho que, para mim, a ilusão de controlar mulheres, até mesmo em fantasias pornográficas masturbatórias, era uma tentativa equivocada de reprimir o medo que sinto em relação às mulheres.[59]

Outra forma disso é assistir ao chamado "sexo lésbico". Digo "chamado" porque, de fato, não envolve lésbicas, nem é projetado para o consumo de lésbicas, mas envolve mulheres (em geral, heterossexuais) dando prazer umas às outras para os homens assistirem. Isso é intimidade sem risco. Eu não estou envolvido. Duas mulheres estão disponíveis para mim, mas sem risco.

Deus é grandioso: ele é soberano sobre nossos relacionamentos
Se a "pornografia como respeito" é motivada pelo temor do homem, a "pornografia como relacionamento" é motivada pelo temor da mulher (ou pelo temor do homem, se você é mulher). Com medo de rejeição, retiramo-nos para o mundo de fantasia da pornografia, no qual as mulheres nos

---
59 Citado em Robert Jensen, *Getting Off*, p. 115.

reverenciam e se oferecem a nós sem risco. Mas, novamente, este é um mundo artificial.

A vida é cheia de riscos. Confiar em Deus não remove esse risco. As pessoas ainda podem nos rejeitar. Mas confiar em Deus remove alguns riscos. Podemos confiar em que "todas as coisas cooperam para o bem daqueles que amam a Deus, daqueles que são chamados segundo o seu propósito" (Rm 8.28). Deus usará os eventos de nossa vida, incluindo os relacionamentos fracassados, para nos fazer "conformes à imagem de seu Filho" (Rm 8.29). E a conformidade com Cristo é o que mais importa.

Quando nos sentimos tentados a recorrer à pornografia, precisamos pensar em Deus como nosso Pai celestial. Precisamos descansar em seu cuidado soberano, e não substituí-lo por uma imitação de soberania. Precisamos dizer a nós mesmos: "Deus está no controle e Deus é bom para mim". "Lançando sobre ele toda a vossa ansiedade, porque ele tem cuidado de vós" (1Pe 5.7).

Haverá momentos em que você será ferido por membros do sexo oposto. Haverá momentos em que se sentirá frustrado com seus próprios medos. Mas não opte por uma intimidade simulada.

3. *Pornografia promete refúgio*
"A pornografia servia como alívio para o estresse", diz Gérson, "quando eu deveria confiar em Cristo como minha fonte de descanso e força". Para muitas pessoas, a pornografia é um lugar de refúgio. É uma forma de escapismo para

onde vão quando se sentem sobrecarregadas ou derrotadas. "Uso pornografia principalmente para escapar de responsabilidades que parecem estar além da minha capacidade", diz Gabriel. Ele não está sozinho. "Na maioria das vezes, eu recorria à pornografia quando a vida ou o ministério me sobrecarregavam. A pornografia tornou-se um meio de fuga"; "É escapismo; finjo que sou uma pessoa diferente, com uma vida diferente, uma vida na qual não estou no controle e não tenho responsabilidades"; "Uso isso para aliviar a frustração. Isso me proporciona um mundo perfeito de sexo. Sinto-me forte, dominante. Não acredito que Deus seja um substituto melhor."

Talvez você esteja enfrentando uma tarefa grande e assustadora. Ou talvez esteja enfrentando alguma dificuldade no trabalho ou no casamento. Ou talvez você tenha medo de fracassar. Então, em vez de assumir a responsabilidade, recorre à pornografia. Você entra em um mundo de fantasia no qual é bem-sucedido. É um mundo no qual você é reverenciado, está no controle, um mundo no qual o sucesso é garantido. "Pornografia é meu mundinho particular", declara Olívio. A pornografia torna-se a maneira como medicamos nossos sentimentos negativos, em vez de levá-los a Deus.

O ato de ver pornografia é, ele mesmo, parte do socorro que pretende oferecer. Posso procurar mulheres que estão totalmente disponíveis para mim. Posso escolher entre elas como um ser soberano. Eu tenho a sensação de controle.

Uma versão específica disso, ainda que menos comum, são os homens que querem uma *dominatrix*.

Com frequência, são homens com funções que envolvem um alto nível de responsabilidade. Essa mulher dominadora, então, oferece-lhes uma completa abdicação dessas responsabilidades. Eles podem abandonar inteiramente qualquer tomada de decisão e, em vez disso, permitir-se receber ordens. Eles deixam para trás as responsabilidades de chefiar e escolhem uma servidão temporária.

A pornografia cria seu próprio círculo vicioso. Você procura pornografia em busca de refúgio, e o uso de pornografia proporciona um breve estímulo. Mas isso é seguido por um grande abismo de vergonha e culpa, então você retorna à pornografia por refúgio.

Gordon MacDonald identifica três estereótipos culturais que moldam nosso senso do que significa ser homem:

- Um homem de verdade é um caçador e provedor: ele teme o fracasso
- Um homem de verdade é um garanhão: ele teme a rejeição
- Um homem de verdade é um lutador: ele teme a impotência[60]

Não é difícil perceber como a pornografia se alimenta dessas expectativas culturais, criando uma fantasia que se combina perfeitamente com cada um desses medos. Se você teme o fracasso, a pornografia promete sucesso — você sempre conquista a mulher. Se você teme a rejeição,

---

60 Gordon MacDonald, *When Men Think Private Thoughts* (Nelson, 1996), pp. 3-9.

a pornografia promete aprovação — uma mulher que o reverencia. Se você teme a impotência, a pornografia promete potência — as mulheres estão sob seu poder, dominadas tanto por sua atração sexual como, em pornografia mais extrema, por seu domínio físico.

Deus é grandioso: ele é soberano sobre nossas vidas
Para alguns, a pornografia é um lugar de refúgio, um escape quando a vida parece demais. Considere a resposta de Davi a essas pressões em Salmos 18.1-3:

> Eu te amo, ó Senhor, força minha. O Senhor é a minha rocha, a minha cidadela, o meu libertador; o meu Deus, o meu rochedo em que me refugio; o meu escudo, a força da minha salvação, o meu baluarte. Invoco o Senhor, digno de ser louvado, e serei salvo dos meus inimigos.

Davi entoou essa canção "no dia em que o Senhor o livrou de todos os seus inimigos e das mãos de Saul". Pense como Davi estava sob pressão! Ele procurava um escape. Então, voltou-se para o Senhor. Ele descreve Deus como "minha rocha, minha cidadela, meu libertador, meu refúgio, meu escudo, minha salvação, meu baluarte". Encontre conforto nessas descrições de Deus.

Davi prossegue descrevendo como Deus vem em seu auxílio: "Então, a terra se abalou e tremeu, vacilaram também os fundamentos dos montes... Baixou ele os céus, e desceu... Trovejou, então, o Senhor, nos céus; o Altíssimo levantou a voz" (vv. 7-13). Eis aqui alguém mais poderoso do que qualquer uma de nossas circunstâncias. Pense nas pressões que você enfrenta — e depois confronte-as em sua mente com esse Deus trovejante e abrasador.

O que esse Deus poderoso faz quando chega?

> Do alto me estendeu ele a mão e me tomou; tirou-me das muitas águas. Livrou-me de forte inimigo e dos que me aborreciam, pois eram mais poderosos do que eu. Assaltaram-me no dia da minha calamidade, mas o Senhor me serviu de amparo. Trouxe-me para um lugar espaçoso; livrou-me, porque ele se agradou de mim. (18.16-19)

Deus desce até nós e nos resgata. Ele está presente para nos ajudar. Imagine você mesmo sendo levado a esse lugar espaçoso, deleitando-se em Deus e desfrutando seu deleite em você. Certamente este é um lugar muito melhor que o mundo sórdido e falso da pornografia!

Da próxima vez que você se sentir tentado a medicar suas emoções com pornografia, leve seus problemas a Deus. "Humilhai-vos, portanto, sob a poderosa mão de Deus, para que ele, em tempo oportuno, vos exalte, lançando sobre ele toda a vossa ansiedade, porque ele tem cuidado de vós" (1Pe 5.7).

4. *Pornografia promete recompensa*

"É um pequeno prazer merecido. Recorro à pornografia, e não a Deus, porque a excitação de curto prazo é diferente do que Deus fornece naquele momento"; "Eu usava como uma fuga da realidade. A realidade era boa na época, mas eu me sentia inquieto e estava vivendo uma vida monótona e desinteressante"; "Às vezes eu achava que merecia, principalmente quando minha esposa não estava disposta. Amava a sensação, a adrenalina, a emoção."

É comum os usuários de pornografia recorrerem a ela quando a vida está monótona, difícil ou decepcionante. Ou depois de prazos, provas e pregações — após um período de intenso trabalho ou abnegação. A pornografia é uma recompensa: "Eu mereço isso". Muitas vezes, há o que Mark Laaser chama de "fator de merecimento". Muitos homens minimizam o pecado porque se sentem sobrecarregados e subestimados.[61] Você já se viu pensando assim: "Estou sempre fazendo coisas para outras pessoas, mas ninguém faz nada por mim"? Ou: "Estou abrindo mão de coisas por Cristo — um trabalho bem-remunerado ou sexo —, então agora é a minha vez"?

Deus é bom: ele é nossa alegria definitiva e duradoura
Muitas pessoas recorrem à pornografia porque dá prazer. A pornografia é uma recompensa por seu trabalho árduo. Ou simplesmente uma dose rápida. E a pornografia é prazerosa e oferece prazer rapidamente. Mas e depois? Seu legado é o vazio, a culpa, a vergonha.

Jesus promete à mulher que conheceu no poço em Samaria água viva que realmente satisfaria (Jo 4).

---

61 Citado em John W. Kennedy, "Help for the Sexually Desperate", *Christianity Today* (março de 2008).

Então, ele pede que ela chame seu marido. As palavras parecem um desvio estranho, mas levam diretamente ao coração dela. Jesus sabe que ela teve cinco maridos e que o homem com quem ela está agora não é seu marido. Essa mulher procurava por significado, satisfação e realização no casamento, no sexo e na intimidade. Mas tudo isso é como a água que a deixa com sede novamente. Sem dúvida, houve prazer. Mas não durou. Não era a coisa definitiva. Deixava-a querendo sempre mais.

Ela tenta mudar de assunto com uma pergunta sobre onde adoramos, mas Jesus a usa para ir diretamente ao cerne da questão. O que importa não é *onde* você adora, mas *o que* você adora. Ela estava tentando encontrar satisfação em um homem, e não em Deus; e, nesse processo, transformou a intimidade sexual em um ídolo. Mas a matemática conta a história: cinco maridos, além de outro homem. A matemática de seu vício em pornografia também conta sua própria história. Ela mostra o que você procura na pornografia e não recebe.

Parafraseando João 4.13-14: "Quem beber da água da pornografia tornará a ter sede; aquele, porém, que beber da água que eu lhe der nunca mais terá sede; pelo contrário, a água que Jesus lhe der será nele uma fonte a jorrar para a vida eterna". Essa água viva é o próprio Deus, comunicado ao seu povo através do Espírito Santo (7.37-39). Nosso desejo por pornografia é uma versão de nosso desejo por Deus. Sílvia diz: "Houve momentos em minha vida em que senti tanta fome de Deus que tudo o que fiz foi jejuar e orar com meus amigos, e esqueci completamente de me masturbar por cerca de dois anos".

Um de nossos problemas é que pensamos apenas em momentos fugidios. No momento, pensamos que os prazeres do pecado são reais e que a alegria de Deus não é substancial ou está distante. Mas, na verdade, é o contrário: toda alegria que experimentamos é apenas uma sombra da fonte da totalidade da alegria, que é Deus. A afirmação de C. S. Lewis é célebre: "Houve momentos em que pensei que não desejamos o céu; porém, com mais frequência, eu me pergunto se, em nosso coração, já desejamos qualquer outra coisa... É a assinatura secreta de cada alma, esse desejo incomunicável e irrecuperável".[62] A vida de obediência não é ruim ou triste. É a boa vida. A vida com Deus e para Deus é a melhor vida que você poderia viver. Mudar é desfrutar a liberdade do pecado e o prazer em Deus que ele nos dá por meio de Jesus.

O tédio é uma razão comum citada para se recorrer à pornografia. Mas essa seria realmente uma razão? Considere o seguinte: por que não recorrer à Bíblia ou à oração em vez disso? Certo, eu não sou ingênuo! Conheço a resposta. Bíblia e oração não parecem muito divertidas. A pornografia é um prazer fácil. Ler nossas Bíblias e passar tempo em oração são caminhos para uma alegria verdadeira e duradoura em Cristo. Mas nós optamos por não seguir esse caminho, porque queremos um prazer rápido e fácil. Em outras palavras, o problema não é o tédio, mas a preguiça. Queremos nosso prazer agora, e queremos sem esforço algum.

---

62 C. S. Lewis, *O problema do sofrimento* (São Paulo: Vida, 2006).

Ou talvez o problema seja que, na verdade, não acreditamos que o esforço valerá a pena. "Tudo bem e se eu ler minha Bíblia e orar por uma hora? Isso realmente vai me proporcionar o prazer da pornografia?" Não temos fé que encontraremos alegria em Deus. Optamos por prazeres baratos no lugar de prazeres duradouros porque nos falta fé. Compare isso com Moisés. Moisés teve acesso a todos os luxos do Egito, mas, alegremente, abriu mão deles porque tinha fé no tesouro de Cristo.

> Pela fé, Moisés, quando já homem feito, recusou ser chamado filho da filha de Faraó, preferindo ser maltratado junto com o povo de Deus a usufruir prazeres transitórios do pecado; porquanto considerou o opróbrio de Cristo por maiores riquezas do que os tesouros do Egito, porque contemplava o galardão. (Hb 11.24-26)

5. *Pornografia promete retaliação*

A pornografia pode ser uma expressão de raiva, retaliação, vingança, ressentimento ou ingratidão. Pode ser um ato contra sua esposa, talvez quando o sexo não está acontecendo. André admite que recorre à pornografia "quando, de alguma forma, me sinto prejudicado pela oferta de sexo real da minha esposa!". "Minha esposa e eu discutimos", explica Bernardo; "eu deixo as coisas piorarem e, quando fico sozinho, deixo meus olhos vagarem on-line". Tadeu diz: "Eu usei pornografia como uma expressão de minha frustração por não fazer sexo com minha esposa com mais frequência. Eu pensava que, de certa maneira, era 'bem feito' para ela, por não estar mais interessada em mim".

Ou a pornografia pode ser um ato de raiva contra Deus, quando a vida não está acontecendo da maneira que queremos. Podemos não ter a honestidade de dizer isso em voz alta, mas, em nossos corações, pensamos: "Se Deus está me tratando assim, então não vejo por que devo me preocupar com os ideais dele". "Fico frustrado com Deus", diz Gordon, "por ele ter me criado como um ser sexual, mas não poder extravasar esse lado meu". O dr. Mark Laaser acredita que a raiva é uma razão comum para os homens cristãos cometerem pecado sexual. "Eles estão com raiva de Deus, com raiva de suas esposas, com raiva da igreja", diz ele. "Eles se sentem abandonados."[63]

David Powlison descreve o aconselhamento de Tom, que lutava contra pornografia desde a adolescência. Ele tentou todas as coisas certas, mas, ainda assim, tinha dificuldade. Quando Powlison pediu que ele registrasse os momentos em que era tentado, Tom disse: "Eu já sei quais são. Em geral, isso acontece na sexta à noite. É a minha briga com Deus". Nas noites de sexta-feira, Tom pensava em seus amigos em encontros ou com suas esposas. "Sinto pena de mim mesmo. Fico com raiva de Deus porque acho que ele me deve uma esposa." "Eu pensava que a grande luta dele era contra pornografia", comenta Powlison, "mas, de repente, ele estava falando de raiva de Deus!... Tom era um legalista. Ele acreditava que, quando tentava ser um bom cristão,

---

63 Citado em John W. Kennedy, "Help for the sexually desperate".

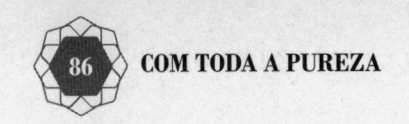

Deus lhe devia bens (como uma esposa) e, quando fazia algo errado, se desesperava".[64]

Deus é gracioso: ele nos dá mais do que merecemos

De certa forma, a "pornografia como retaliação" é uma versão da "pornografia como recompensa". Podemos pensar que "merecemos" pornografia por causa do que sofremos ou por termos aberto mão de algo. A diferença em relação à pornografia como retaliação é que sentimos que alguém não nos está dando o que merecemos. Ficamos com raiva de nossas esposas por não nos darem o sexo que queremos. Ou ficamos com raiva de Deus por não nos dar a vida que queremos. De fato, a raiva contra nossas esposas reflete uma raiva não verbalizada — talvez não reconhecida — contra Deus por não nos dar a esposa ou o sexo que queremos.

Isso reflete uma visão contratual de nosso relacionamento com Deus. Fazemos coisas por Deus ou abrimos mão de coisas por Deus e temos o direito a certas bênçãos em troca. Se Deus não cumprir seu lado da barganha, temos uma justificativa para não mais cumprir o nosso lado. Temos o direito de sentir raiva de Deus e o direito de nos vingar: o direito à pornografia.

Mas Deus não nos trata em uma base contratual. Ele nos trata de acordo com a graça. Ele não nos dá o que merecemos: ele nos dá mais do que merecemos. Ele nos dá o que Cristo merece. Em certo sentido, Deus *nos trata* com base

---

64 David Powlison, *Breaking Pornography Addiction*. Disponível on-line em *www.ccef.org*.

em um contrato — a aliança que ele faz com seu povo através do sangue de Cristo. Mas essa é uma aliança da graça. O que merecemos de Deus é sua ira, mas o que obtemos é a justiça de Cristo.

Uma visão contratual de Deus é a atitude do irmão mais velho na parábola do Filho Pródigo. "Mas ele respondeu a seu pai: Há tantos anos que te sirvo sem jamais transgredir uma ordem tua, e nunca me deste um cabrito sequer para alegrar-me com os meus amigos" (Lc 15.29). Ele está com raiva porque pensa que seu trabalho não foi recompensado. Mas o cerne da questão é revelado na frase "Há tantos anos que te sirvo". Ele se considera mais um escravo do que um filho. "Então, lhe respondeu o pai: Meu filho, tu sempre estás comigo; tudo o que é meu é teu" (15.31).

Você se considera um escravo de Deus? Não causa admiração que você se volte à pornografia com raiva, para conseguir o que acha que merece. Mas nós não somos escravos de Deus; somos seus filhos e filhas. Se Deus não nos dá a parceira, o sexo ou o sucesso que desejamos, é porque ele sabe mais; porque ele tem um plano maior; porque ele está nos tornando como seu Filho; porque ele quer que desejemos o verdadeiro tesouro de conhecê-lo. Casamento, sexo ou sucesso tornaram-se ídolos em nossos corações. Quando não podemos tê-los, nos amarguramos com Deus, porque tudo isso importa mais para nós do que Deus. Deus está tirando essas coisas do nosso alcance para que possamos buscá-lo e o tesouro maior que já é nosso em Cristo. Você pode não ter um cônjuge, sexo de boa qualidade, sucesso ou muitas outras coisas. Mas você tem o Deus vivo. "Meu filho, minha filha, tu sempre estás comigo; tudo o que é meu é teu."

6. *Pornografia promete redenção*

Para algumas pessoas, a pornografia oferece redenção, em termos de aceitação e afirmação; uma justificação alternativa. "Só quero sentir que estou bem. Busco pornografia, e não Deus, porque o evangelho não me diz que estou bem. O evangelho me diz que sou um pecador perverso e que Jesus morreu em meu lugar. O evangelho exige que eu mude. A pornografia diz: 'Você está bem assim, dessa forma'"; "Por que não Deus? O tempo com Deus é carregado de todo tipo de emoções e pensamentos complicados, e não traz a mesma força de 'elevação'".

Para outros, a pornografia oferece uma forma de redenção através da autoexpiação. A pornografia é o castigo que eles infligem a si mesmos para se redimir. Na "pornografia como retaliação", minha raiva é dirigida contra Deus ou contra minha esposa. Mas, na "pornografia como redenção", minha raiva é dirigida contra mim mesmo. Há um forte sentimento de aversão própria, e eu recorro à pornografia para confirmar esse veredicto. "Vou para a pornografia, e não para Deus", diz Caio, "porque muitas vezes sinto que Deus me rejeitou". Desempenho o papel vergonhoso que atribuo a mim mesmo. Torna-se um ato de automutilação semelhante a atingir seu braço com um objeto afiado. "Acho que eu tinha uma visão muito distorcida de Deus na época. Achava que tinha de cumprir muitos requisitos para ser apresentável a Deus, e eu sabia que não tinha nada de bom em meu interior. A pornografia era, em certa medida, uma forma de escapar de Deus, mas só me fazia sentir pior."

Certo autor uma vez disse:

> A lascívia sempre quer mais. É por isso que a lascívia, com o tempo, sempre leva ao desespero. Que, por sua vez, sempre leva à raiva [...] Às vezes, ela não é expressa externamente porque se volta para dentro. Isso é depressão. Quando vai para fora, muitas vezes afeta o que uma pessoa usa para se saciar — expressões cada vez mais sombrias de desejo insatisfeito misturado com repulsa. É assim que alguém acaba usando couro e chicotes?[65]

Isso é raiva de si mesmo, mas também é soberba contra Deus. Sou orgulhoso demais para aceitar sua graça perdoadora. Preciso me expiar sozinho. E, assim, eu me afundo na autopiedade e no ódio. Se é assim que a pornografia funciona para você, você a odeia, mas ainda precisa dela. Ela fornece algo para você — um senso de redenção, de autoexpiação. Ela confirma seu veredicto sobre si mesmo e exerce juízo contra seu eu culpado.

---

65 Rob Bell, *Sex God: Exploring the endless connections between sexuality and spirituality* (Zondervan, 2007), p. 78.

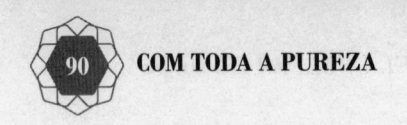

Deus é gracioso: ele é quem expia nossos pecados

> Esperei confiantemente pelo Senhor; ele se inclinou para mim e me ouviu quando clamei por socorro. Tirou-me de um poço de perdição, de um tremedal de lama; colocou-me os pés sobre uma rocha e me firmou os passos. E me pôs nos lábios um novo cântico, um hino de louvor ao nosso Deus. (Sl 40.1-3)

A pornografia é uma janela para seu coração. É para onde você vai quando é deixado sozinho. Mas Deus é gracioso. Não precisamos permanecer no poço da pornografia. Podemos confiar em Deus para nos levantar, para nos firmar os pés sobre a rocha e nos dar uma nova canção. Não precisamos nos afundar na autopiedade; podemos entoar hinos de louvor ao nosso Deus.

Não escolha o poço. Não deixe a pornografia moldar sua identidade. Deus nos chama de filhos e filhas. Confie na obra consumada de Cristo, que morreu para lhe dar uma nova vida. Quando você se sentir tentado a afundar na pornografia, lembre-se disso: "Estou crucificado com Cristo; logo, já não sou eu quem vive, mas Cristo vive em mim; e esse viver que, agora, tenho na carne, vivo pela fé no Filho de Deus, que me amou e a si mesmo se entregou por mim" (Gl 2.20). Sua antiga identidade foi crucificada; está morta e enterrada. Os hábitos de pensamento e comportamento podem persistir, mas não o definem mais. Você pode abraçar uma nova vida, vivida pela fé no Filho de Deus.

Você é amado. E esta é a medida do amor de Cristo por você: ele se entregou por você.

> Ora, todo sacerdote se apresenta, dia após dia, a exercer o serviço sagrado e a oferecer muitas vezes os mesmos sacrifícios, que nunca jamais podem remover pecados; Jesus, porém, tendo oferecido, para sempre, um único sacrifício pelos pecados, assentou-se à destra de Deus, aguardando, daí em diante, até que os seus inimigos sejam postos por estrado dos seus pés. Porque, com uma única oferta, aperfeiçoou para sempre quantos estão sendo santificados. (Hb 10.11-14)

Os sacerdotes ofereciam sacrifícios repetidas vezes porque nunca poderiam expiar o pecado. Talvez você se sinta assim: dia após dia, deve expiar seus pecados. Repetidas vezes, você deve sofrer: mergulhar na pornografia, ferindo-se com um comportamento destrutivo. Mas Jesus, nosso Grande Sumo Sacerdote, ofereceu "para sempre um único sacrifício pelo pecado". E então se assentou: um sinal de que seu trabalho estava concluído. "Está consumado." Não há mais nada a ser feito. Cristo pagou o preço total de sua pornografia. "Com uma única oferta, aperfeiçoou para sempre aqueles que estão sendo santificados." Você está sendo santificado, e talvez sinta profundamente a tensão contínua de seu pecado. Mas, aos olhos de Deus, você é perfeito, através da perfeita obra de Cristo. Ouça o testemunho de Sérgio:

Eu sabia que merecia condenação e culpa. Quando, finalmente, vi Jesus assumindo essa culpa em meu lugar, fiquei horrorizado e espantado por ele fazer isso por mim. Passei a entender seu amor de uma maneira que eu nunca conheceria se não estivesse tão perdido e necessitado de salvação. Minha luta contra a pornografia me levou a reavaliar o deus legalista e sem graça da minha juventude.

A luta da fé

"Não quero que Jesus quebre o ciclo da pornografia", disse-me Roberto, "porque temo que Jesus seja um substituto ruim". Roberto não está sozinho.

Eu a uso em vez de buscar a Deus, porque está sempre disponível e, naquele momento, Deus não parece estar por perto, mesmo que eu saiba que ele está.

Recorro à pornografia porque atrai mais meus sentidos do que Deus nesses momentos. Parece que ela tem mais poder sobre mim do que Deus nesses momentos.

A única razão pela qual eu não me voltava para Deus era por não acreditar que ele é realmente suficiente e completo para o que eu preciso. Eu acreditei nas mentiras em Gênesis 3 novamente.

É mais fácil recorrer à pornografia do que a Deus.

Não deixe ninguém sugerir que é fácil fugir das falsas promessas da pornografia para as promessas de Deus.

A fé em Jesus não é uma solução rápida. Certamente não é um caso de "basta só crer". Não há "só" nisso. Sim, a mensagem é "crer". Mas nunca é "só crer". Somos chamados à batalha da fé. Então, em vez de "só crer", a mensagem é "lute para crer". E será uma luta; uma luta diária. Alguns dias, você será ferido; outros dias, você perderá a batalha. Então, você terá de se levantar, lutar para crer na graça de Deus e voltar à briga.

Ronaldo diz: "Lembro a mim mesmo que a pornografia não me fará feliz e realizado, mas apenas me fará sentir mais vazio. Lembro-me de que Cristo me satisfaz. Ele é melhor e conduz a mais alegria. Só não tenho força suficiente, às vezes." Isso é realismo bíblico. Há a luta para crer nisto: que Cristo satisfaz; que Cristo é melhor que a pornografia. E às vezes perdemos essa luta. Mas a batalha continua. Como ocorreu a mudança para Sérgio? "Eu 'virei homem'! Percebi a depravação de tudo isso à luz de um evangelho mais elevado e profundo. Eu cri nas promessas de Deus mais do que nas promessas da pornografia."

É por isso que tantas pessoas falam que buscam pornografia quando estão cansadas. Não é porque acham que a pornografia será revigorante; se fosse por isso, tomariam um café. É porque não sentem que têm energia para a batalha da fé. Fé requer disciplina. Gabriel diz: "As tentações vêm quando me sinto triste e cansado. No entanto, ao me regozijar no evangelho no início de cada dia, estou ganhando a luta". É quando estamos cansados que, mais do que nunca, precisamos de companheiros: outros cristãos para resistirem conosco na luta e, acima de todos, o Espírito Santo, a fim de nos fortalecer em nosso apego às grandiosas promessas de Deus.

Eu estava apresentando alguns seminários sobre a luta contra pornografia na Convenção Keswick, em Lake District, no Reino Unido. Durante um intervalo, subi a montanha Skiddaw com um amigo, aproximando-me do topo pelo lado oeste, mais íngreme. Foi difícil! O trecho final contém rochas soltas em um ângulo de 45 graus. Cada passo é uma agonia. A panturrilha dói enquanto você tenta levantar seu peso com as pernas cansadas. Parece uma forma de tortura — e isso é o que fazemos por lazer! Então, por que fazemos isso? Por que simplesmente não desistimos? Porque nos sentimos confiantes de que a vista do topo fará todo o esforço valer a pena. E valeu, para mim e para meu amigo.

Essa é uma ótima imagem de como somos santificados pela fé. Às vezes pode ser uma agonia. Cada passo é um trabalho árduo. Você tem vontade de desistir. Mas você continua, porque a fé diz que a vista do topo será gloriosa. O legalismo faria você subir a ladeira repreendendo ou abatendo você. E, se você já tentou escalar uma montanha com crianças relutantes, saberá que essa abordagem não funciona muito bem. Na melhor das hipóteses, você consegue que elas subam uma montanha, mas não uma segunda! O evangelho leva você ao topo da montanha prometendo uma vista gloriosa lá de cima. O caminho não é menos difícil, mas há um impulso em seu passo, pela expectativa do que está por vir. A fé consiste em fixar seus olhos no topo da montanha.

De vez em quando, você pode se virar e ter um vislumbre da visão gloriosa, conforme experimenta mais de Deus, conhece e serve mais a ele. E esses vislumbres são uma amostra do que está por vir: o topo da montanha da glória eterna de Deus.

PORNOGRAFIA COMO ADORAÇÃO PRÓPRIA

As falsas promessas da pornografia são o pecado por trás do pecado da pornografia. Porém, há mais uma camada a ser desvendada. Há algo que se esconde por trás até mesmo das mentiras da pornografia. Sob todas essas falsas promessas, está o desejo de ser adorado. Um dos participantes de minha pesquisa descreveu a pornografia como "um distúrbio de adoração".

Uma das características comuns da pornografia é que as mulheres expressam prazer rapidamente. "Gosto de ver o prazer e o êxtase em seu rosto quando ela se deixa levar", diz Cláudio. Mesmo no pornô *softcore*, a mulher olha para a câmera com olhos "convidativos". O próprio ato de posar é projetado para comunicar que ela está lá para *você*. "A pornografia é uma mentira", diz Gerson. "Ela ensina a um homem que ele é desejado pela mulher mais bonita do mundo."

No cerne da pornografia, está a autoadoração. Eis aqui um mundo em que as pessoas me adoram. Eu me projeto no garanhão do filme e imagino mulheres gritando para mim em adoração. Sou adorado por minha potência e por meu poder. José diz: "Acho que sonho em ser algum tipo de garanhão que pode fazer todas as mulheres felizes".

Quando você vê pornografia, pode passar de uma imagem para outra e cada mulher está lá à sua disposição, oferecendo-se a você. Todas elas querem você, e você pode escolher entre elas. Você não é apenas adorado; também tem poder soberano. "A pornografia me dá poder", reconhece Tadeu. "Posso escolher o corpo da minha 'parceira' sexual. Posso encontrar pornografia no fato de que elas vão fazer tudo que eu possa imaginar. É realmente adoração a mim mesmo, a tentativa de me convencer de que sou poderoso e irresistível." Carl Trueman comenta:

> Em sua eliminação virtual do corpo, o mundo da computação oferece aos usuários o potencial (ainda que ilusório) de transcender suas limitações corporais. No Facebook, posso ser quem eu quiser: um californiano de 18 anos com um físico definido, um belo sorriso, um bronzeado e uma licença de piloto; ou mesmo uma miss loira de 25 anos da Carolina do Norte, formada em astrofísica. Posso me tornar o máximo dos seres autocriados... No mundo virtual... Posso ser quem eu quiser ser. Sou o Criador; ou, pelo menos, tenho potencial para pensar que sou.[66]

Ou considere uma explicação de outro usuário de pornografia: "Uso pornografia porque minha esposa não tem um desejo desenfreado de satisfazer minhas necessidades".

---

66 Carl Trueman, "No text please, I'm British!". Disponível em: *www.reformation21.org* (fevereiro de 2009).

Por que não basta que nosso cônjuge esteja disposto a fazer sexo conosco? Isso seria suficiente para celebrar e reforçar nosso amor. Mas não, não é suficiente. Ela deve ter um "desejo desenfreado". Por quê? Porque meu desejo é ser adorado. Quero que minha parceira sexual fique afetada diante de mim, dominada pelo desejo, sob meu poder sexual. Mas eu não sou um deus do sexo, e minha esposa só quer sexo comum. Na verdade, ela pode apenas querer um carinho. Mas isso não me basta; exijo ser adorado. E, então, recorro à pornografia, porque ali toda mulher que vejo me adora.

> A pornografia promete muito, mas sempre falha em cumprir. Promete intimidade, conforto, alívio. Mas entrega solidão, dor, culpa. Suponha que eu me adore. Trata-se de conseguir o que eu quero, quando quero, como quero. Estou no controle. Então, recorro à pornografia, e não a Deus, porque isso significa que posso permanecer soberbo, posso permanecer no controle, não preciso me humilhar.

ARREPENDIMENTO:
ABANDONAR O EGO PARA ADORAR A DEUS

Tornamo-nos cristãos por meio da fé e do arrependimento. Seguimos crescendo pela fé e pelo arrependimento contínuos. E isso significa que combatemos a pornografia por meio da fé e do arrependimento. Lutar contra a pornografia com a fé significa acolher a verdade sobre Deus no lugar das falsas promessas da pornografia. Combater a pornografia com o arrependimento significa abandonar o ego para adorar a Deus.

Quando se sentir tentado a usar pornografia, lembre--se de que é uma tentação à autoadoração. Precisamos de uma mudança fundamental de orientação. Precisamos passar de agir como se fosse "tudo sobre mim" para agir como se fosse "tudo sobre ti, Senhor".

Isso começa com reverência. Nosso segundo ingrediente na batalha contra a pornografia é *uma reverência a Deus — um desejo por Deus decorrente da confiança de que ele oferece mais que a pornografia*. Em vez de adorar a nós mesmos, devemos adorar a Deus. Considere seus méritos, seu valor, sua glória, sua beleza, sua bondade, sua graça, sua majestade, sua santidade, seu poder. Então, quem você vai adorar hoje?

Fuja de si mesmo — do egoísmo — para a abnegação e o serviço. Para cada falsa promessa da pornografia, não há apenas uma promessa do evangelho, mas também uma virtude correspondente do evangelho. Mova-se à ação: ao compromisso, à responsabilidade, ao serviço, à paciência, à humildade, à glória. Há muita alegria a ser descoberta quando se faz a coisa certa. É hora de ser homem (se você é homem!). Vimos que a pornografia oferece potência. Faz com que nos sintamos viris. Mas eis os momentos em que podemos ser *verdadeiramente* masculinos: quando assumimos responsabilidades, quando lutamos, quando encontramos companheiros para lutar conosco.

Diagnóstico

O quadro de diagnósticos na Tabela 3 resume o que vimos. Nem tudo se aplicará a você. Essa tabela foi desenvolvida para ajudar a identificar as raízes de seu hábito de pornografia. Onde você está nesta tabela? Que remédio ela sugere para seu hábito de pornografia?

Tabela 3

A promessa da pornografia	Contexto típico	Fé em Deus	Virtude do Evangelho
respeito	inadequação e medo de rejeição	Deus é glorioso: é a ele que devemos temer	busque a glória de Deus
relacionamento	medo de intimidade e risco	Deus é grandioso: ele é soberano sobre nossos relacionamentos	busque o compromisso
refúgio	dificuldades e medo do fracasso	Deus é grandioso: ele é soberano sobre nossas vidas	busque a responsabilidade
recompensa	tédio e sacrifício	Deus é bom: ele é nossa alegria definitiva e duradoura	busque o serviço
retaliação	frustração e raiva	Deus é gracioso: ele nos dá mais do que merecemos	busque a paciência
redenção	culpa e ódio por si mesmo	Deus é gracioso: é ele quem expia nossos pecados	busque a humildade

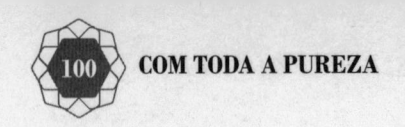

Combatendo o prazer com um prazer maior

A pornografia é um pecado da imaginação. Precisamos combater esse pecado ampliando nossa imaginação. A resposta à pornografia é crer na verdade. Mas isso é muito mais que um processo intelectual. Precisamos deixar a verdade capturar nossa imaginação; precisamos meditar, ponderar, admirar e cantar a verdade. Precisamos sentir a verdade, gloriar-nos na verdade, deleitar-nos na verdade. Discipline-se para começar todos os dias cultivando suas afeições por Deus. Lembre-se da bondade, da glória, da graça e da grandeza de Cristo, até que seu coração seja aquecido novamente por essas verdades e Cristo seja supremo em seu coração. "Sobre tudo o que se deve guardar, guarda o coração, porque dele procedem as fontes da vida" (Pv 4.23).

Um cristão que sofreu com pornografia conclui:

> O evangelicalismo conservador moderno alimenta o vício em sexo, porque passou a se concentrar nos aspectos externos da religião, e não nas afeições. Por aspectos externos, quero dizer coisas como confissões, dogmas, prioridades pessoais, estratégias de crescimento de igreja, frequência à igreja, cursos de treinamento, evangelismo, grupos de estudo da Bíblia e assim por diante: coisas que são visíveis na vida de um crente. Por afeições, quero dizer aquelas coisas que não podem ser ouvidas ou vistas diretamente: medos, amores, alegrias, prazeres, ódios, ansiedades; as correntes que agitam nas águas do coração de um crente; os desejos ocultos que vivem

profundamente sob nossas decisões... Se vamos ajudar as pessoas que lutam contra o vício em sexo, precisamos reconhecer que a manjedoura na qual seus pecados estão deitados não é o intelecto, mas o coração, a sede de seus desejos. Portanto, precisam de algo mais do que mera informação: precisam ser conquistados pelo amante verdadeiro e puro que seu coração secretamente procura.[67]

Jesus oferece água viva. Combater a pornografia em nossas vidas não é um exercício de negação do prazer. É combater o prazer com um prazer maior. John Piper diz:

> O fogo dos prazeres da lascívia precisa ser combatido com o fogo dos prazeres divinos. Se tentarmos combater o fogo da lascívia apenas com proibições e ameaças — mesmo que sejam as terríveis ameaças de Jesus —, fracassaremos. Precisamos combatê-lo com a promessa maciça da felicidade superior. Precisamos engolfar as centelhas do prazer da lascívia com a conflagração da santa satisfação.[68]

Não precisamos dizer a nós mesmos: "Eu não deveria usar pornografia". A boa notícia é que podemos dizer a nós mesmos: "Não preciso usar pornografia, porque Deus é maior e melhor".

---

67 "Pornography and the quest for intimacy". Disponível em: www.stilldeeper.com.
68 John Piper, *Graça futura* (São Paulo: Shedd, 2009) p. 323.

CAPÍTULO 3
LIBERTOS PELA GRAÇA DE DEUS

Será que você se identifica com alguma dessas declarações dos usuários de pornografia? "Sinto-me um lixo. Não me sinto digno de servir a Deus. E não creio que possa quebrar o hábito"; "Isso me fez querer me esconder de Deus. Eu o via como um juiz severo, descontente comigo. Isso me faz duvidar da minha salvação e, então, a depressão vem e, com a depressão, vem a tentação de pecar novamente"; "Tenho problemas com o sentido de arrepender-se e ser perdoado, dada a natureza repetitiva do problema. Sinto-me preso entre menosprezar a graça de Deus e carregar sempre a culpa comigo, como se meu arrependimento não fosse suficiente."

FALSA ESPERANÇA: JUSTIÇA PRÓPRIA

Aqui estão três razões comuns pelas quais as pessoas querem abandonar seu vício de consumir pornografia:

- provar nosso mérito a Deus — para que ele nos abençoe ou nos salve;
- provar nosso mérito a outras pessoas — para que elas gostem de nós ou nos aprovem;
- provar nosso mérito a nós mesmos — para nos sentirmos bem conosco.

Mas não podemos provar nosso mérito. Não podemos nos justificar diante de Deus. "Não há justo", diz a Bíblia, "nem um sequer"; "todos pecaram e carecem da glória de Deus" (Rm 3.10, 23). Nenhuma dessas razões funciona porque elas colocam o "eu" no centro de meu projeto de mudança. E colocar-se no centro é basicamente a definição de pecado! "A pornografia era um pecado", diz Félix, "mas a reação de justificação própria da minha carne, que queria esconder-se dela e trabalhar para merecer as graças de Deus, também era". Patrick diz: "Minha visão sobre Deus tornou-se extremamente limitada. Eu não conseguia conversar com ele sobre meus problemas. A imagem que eu tinha era que ele só me aceitaria se e quando eu me 'limpasse' o suficiente".

Jesus contou a história de duas pessoas orando no templo:

PELA GRAÇA DE DEUS

Propôs também esta parábola a alguns que confiavam em si mesmos, por se considerarem justos, e desprezavam os outros: dois homens subiram ao templo com o propósito de orar: um, fariseu, e o outro, publicano. O fariseu, posto em pé, orava de si para si mesmo, desta forma: Ó Deus, graças te dou porque não sou como os demais homens, roubadores, injustos e adúlteros, nem ainda como este publicano; jejuo duas vezes por semana e dou o dízimo de tudo quanto ganho.

O publicano, estando em pé, longe, não ousava nem ainda levantar os olhos ao céu, mas batia no peito, dizendo: Ó Deus, sê propício a mim, pecador!

Digo-vos que este desceu justificado para sua casa, e não aquele; porque todo o que se exalta será humilhado; mas o que se humilha será exaltado. (Lc 18.9-14)

Os fariseus eram uma seita religiosa zelosa dentro do judaísmo. Esse fariseu pensou que suas boas obras poderiam torná-lo justo diante de Deus. Portanto, sua "oração" é realmente uma vanglória pública. É toda a respeito dele mesmo. "Não sou como os demais homens... Eu jejuo... Eu dou." Jesus contou essa parábola àqueles que "confiavam em si mesmos, por se considerarem justos". Como o fariseu na história, eles pensavam estar bem com Deus por causa de suas obras. Mas levaram um susto. Jesus disse que isso não era suficiente. Ninguém pode compensar o pecado que cometeu.

Na verdade, nossa justiça só torna as coisas piores. O pecado é mais do que fazer coisas ruins; é um estado de rebelião. É uma rejeição de Deus e de seu bom governo. A justiça própria é simplesmente outra forma dessa rebelião. É outra maneira de dizer: "Posso controlar a vida sem Deus". Nossa orgulhosa justiça própria só atrapalha. Ela nos impede de buscar a Deus por misericórdia porque, em vez disso, optamos por governar nossa vida sozinhos, por vaidade.

A VERDADEIRA ESPERANÇA: A MISERICÓRDIA DE DEUS

O outro homem na história é um cobrador de impostos. Os cobradores de impostos eram colaboradores dos ocupantes romanos, então todos os desprezavam como traidores. De fato, eles não eram apenas traidores da nação; eles também estavam do lado dos inimigos de Deus. Certamente, não havia como um cobrador de impostos ser justificado por Deus! Um inimigo de Deus pode tornar-se seu amigo? Não obstante, Jesus diz que o cobrador de impostos foi para casa "justificado". O que torna o cobrador de impostos justo para Deus não é sua justiça, mas a misericórdia de Deus. O que ele "faz" na história é clamar a Deus por misericórdia: "Ó Deus, sê propício a mim, pecador!".

Algumas pessoas entendem isso em suas mentes, mas o ataque da pornografia torna difícil que sintam como uma realidade:

Sinto-me sujo e incapaz de me aproximar de Deus depois de ver pornografia. Sinto-me hipócrita ao buscar as bênçãos de Deus ou ao trabalhar para ele. Sei, pela experiência e pelas Escrituras, que ele me perdoará, todas as vezes. Mas, com frequência, sinto-me incapaz de procurá-lo em arrependimento, mesmo sabendo que meu pecado já foi tratado.

Isso me faz não querer me aproximar de Deus por um tempo. Sei que minha justificação diante de Deus não muda, mas é difícil ter contato com essa verdade experimentalmente, se você se dedica continuamente às coisas que sabe que ele odeia.

No entanto, Jesus *viveu* o acolhimento de Deus aos pecadores. Ele encarnou a misericórdia de Deus. Ele era conhecido como amigo dos pecadores (Lc 7.34). Os religiosos não gostaram disso, porque isso invertia seus orgulhosos sistemas de justiça própria (Lc 5.27-30; 15.1-2). Mas Jesus sentou-se para comer com prostitutas, adúlteros e viciados em pornografia.

A VERDADEIRA ESPERANÇA: A CRUZ DE CRISTO

Jesus não apenas viveu o acolhimento de Deus aos pecadores: ele morreu para tornar possível o acolhimento de Deus aos pecadores. O problema de tentar provar nosso mérito não é simplesmente que isso não funciona, mas que é uma negação da obra salvadora de Cristo. Paulo diz em Romanos 8.3-4:

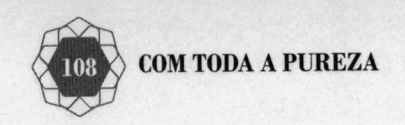

> Porquanto o que fora impossível à lei, no que estava enferma pela carne, isso fez Deus enviando o seu próprio Filho em semelhança de carne pecaminosa e no tocante ao pecado; e, com efeito, condenou Deus, na carne, o pecado, a fim de que o preceito da lei se cumprisse em nós, que não andamos segundo a carne, mas segundo o Espírito.

Deixe-me esclarecer o que isso significa para os usuários de pornografia:

> Porquanto o que fora impossível à lei, no que estava enferma pela carne, isso fez Deus enviando o seu próprio Filho em semelhança de usuário de pornografia e no tocante ao pecado da pornografia; e, com efeito, condenou Deus, na carne, o pecado da pornografia, a fim de que o preceito da pureza sexual se cumprisse em nós, que não andamos segundo a carne, mas segundo o Espírito.

Na cruz, Deus tratou Cristo como um usuário de pornografia. Ele condenou o pecado dos usuários de pornografia em Cristo. E Cristo clamou: "Está consumado". Em 2 Coríntios 5.21, Paulo diz: "Aquele que não conheceu pecado, ele o fez pecado por nós; para que, nele, fôssemos feitos justiça de Deus". Mais uma vez, vamos esclarecer o que isso significa para os cristãos que lutam contra pornografia: "Aquele que nunca olhou ninguém com lascívia, ele o fez viciado em pornografia por nós; para que, nele, fôssemos feitos sexualmente puros". Fantástico! "Agora, pois, já nenhuma condenação há para os que estão em Cristo Jesus" (Rm 8.1).

VOCÊ É SEXUALMENTE PURO

Portanto, você é sexualmente puro aos olhos de Deus. Quando Deus olha para você, não vê "um masturbador idiota". Ele vê a justiça de Cristo. "Cristo amou a igreja e a si mesmo se entregou por ela, para que a santificasse, tendo-a purificado por meio da lavagem de água pela palavra", diz Paulo. Por isso, agora Deus nos vê como "igreja gloriosa, sem mácula, nem ruga, nem coisa semelhante, porém santa e sem defeito" (Ef 5.25-27).

> Desperta, desperta, reveste-te da tua fortaleza, ó Sião; veste-te das tuas roupagens formosas, ó Jerusalém, cidade santa; porque não mais entrará em ti nem incircunciso nem imundo. Sacode-te do pó, levanta-te e toma assento, ó Jerusalém; solta-te das cadeias de teu pescoço, ó cativa filha de Sião. Porque assim diz o Senhor: Por nada fostes vendidos; e sem dinheiro sereis resgatados. (Is 52.1-3)

O povo de Deus foi maculado (os impuros entraram neles) e desonrado (eles estão no pó). E as pessoas que são tratadas como nada podem pensar em si mesmas como nada. Elas podem pensar que são como "mercadorias danificadas" ou "pessoas sujas". Mas o Senhor desafia seu povo a ver si mesmo como ele os vê. Estamos vestidos com roupas bonitas (literalmente, "vestes de esplendor") e sentados em lugares de honra. Fomos redimidos com o sangue precioso de Jesus. *Você* foi redimido, limpo e vestido. Seu cônjuge com um passado pecaminoso foi redimido, limpo e vestido. Ouça o testemunho de Roger:

> Eu lutava com dúvidas sobre minha salvação sempre que estava no auge do meu vício. Eu sentia que havia cometido pecados que não podiam ser perdoados. Ou, mais tarde, aceitava o perdão, mas não acreditava que pudesse mudar. Por isso, pensei que estava condenado a um relacionamento defeituoso e claudicante com Deus. Ver Deus me libertar, em grande parte, da condenação e do vício da pornografia tem sido uma das principais maneiras pelas quais aprendi o poder e o alcance de sua graça em Cristo.

FUGINDO DA AJUDA QUE PRECISAMOS

Reconhecer nossa aceitação por Deus é crucial para superar o vício da pornografia. Então, aqui está nosso terceiro ingrediente-chave na batalha contra a pornografia: *um repouso na graça — segurança de que você é amado por Deus e justificado por Deus pela fé na obra de Jesus.*

Tabela 4

1. Repulsa à pornografia	ódio à pornografia em si (não apenas à vergonha que traz consigo) e desejo de mudança
2. Reverência a Deus	desejo por Deus, decorrente da confiança de que ele oferece mais que a pornografia
3. Repouso na graça	**segurança de que você é amado por Deus e justificado por Deus pela fé na obra de Jesus**
4. Resistência à tentação	compromisso de fazer tudo o que estiver ao seu alcance para evitar a tentação, a começar pelos controles de seu computador
5. Responsabilização perante os outros	uma comunidade de cristãos que o faz prestar contas e o apoia em sua luta

Eis por que isso é tão importante. Você não pode mudar seu vício em pornografia por conta própria. Você precisa da ajuda de Deus, de seu perdão, de sua liberdade e de seu poder transformador. Você precisa das promessas de sua palavra e da energia de seu Espírito.

Mas você não se achegará a Deus caso se sinta indigno de fazê-lo. "A presença da pornografia em minha vida", diz Pedro, "muitas vezes me fazia sentir culpado e indigno de chegar a Deus em oração". "Isso me afasta da cruz", diz Ian; "eu me sinto sujo, então não quero chegar a Jesus em oração e pedir perdão". Francisco diz: "A lascívia nos leva para dentro de nós mesmos, e não na direção de nosso cônjuge ou de Deus. 'Adão, onde estás?' 'Escondido e cheio de vergonha, Senhor!'" Francisco tocou em algo importante. Um usuário de pornografia pode sentir-se como Adão no jardim depois de rejeitar a Deus (Gn 3.8): nu, exposto, envergonhado e se escondendo de Deus. Precisamos desesperadamente de Deus, mas estamos nos escondendo dele.

Mas Deus é como o pai na parábola do Filho Pródigo. Ele está procurando por você, pronto para correr ao seu encontro, abraçá-lo e recebê-lo em seu amor. Deus não está carrancudo para você; ele sorri para você como um pai. Deus nos diz: "Olhe para a cruz. Veja ali meu amor. Veja ali minha provisão. Todo o seu pecado foi tratado. Você está justificado comigo. Você está revestido de Cristo. Sua justiça não é suficiente; nunca é suficiente. Mas a justiça de Cristo cobre tudo. Em Cristo, você é digno. Em Cristo, você é belo. Em Cristo, você é puro. Você é lavado, purificado, santificado. Venha para mim!"

"Justificados, pois, mediante a fé, temos paz com Deus por meio de nosso Senhor Jesus Cristo; por intermédio de quem obtivemos igualmente acesso, pela fé, a esta graça na qual estamos firmes" (Rm 5.1-2). Usuários de pornografia são inimigos de Deus. Não há qualquer dúvida disso. Mas, por sua morte, Cristo fez as pazes entre nós e Deus. Agora estamos justificados para Deus pela fé. A paz foi declarada e, assim, podemos acessar a graça de Deus.

Para quebrar seu vício em pornografia, você precisará receber a misericórdia e a graça de Deus, a fim de ajudá-lo em seu tempo de necessidade. Tenho boas notícias para você:

> Tendo, pois, a Jesus, o Filho de Deus, como grande sumo sacerdote que penetrou os céus, conservemos firmes a

nossa confissão. Porque não temos sumo sacerdote que não possa compadecer-se das nossas fraquezas; antes, foi ele tentado em todas as coisas, à nossa semelhança, mas sem pecado. Acheguemo-nos, portanto, confiadamente, junto ao trono da graça, a fim de recebermos misericórdia e acharmos graça para socorro em ocasião oportuna. (Hb 4.14-16)

Geraldo comenta: "Você não consegue superar isso sozinho. Deus ainda ama você. Cristo ainda morreu por você. Jesus foi tentado em todos os sentidos, mas sem pecado. Ele entende a pressão da tentação. Não nos aproximamos de um Salvador indiferente e sem empatia". Cristo morreu para que você atenda a este convite: "Aproximemo-nos, com sincero coração, em plena certeza de fé, tendo o coração purificado de má consciência e lavado o corpo com água pura" (Hb 10.22). Para vencer a batalha contra a pornografia, você precisa aproximar-se continuamente de Deus, e esse movimento começa com a confiança em seu acolhimento gracioso.

O PRIMEIRO PASSO PARA SAIR DA PORNOGRAFIA É RENDER-SE

A principal razão pela qual não mudamos é nossa orgulhosa justiça própria e nossa orgulhosa autoconfiança. A pornografia e o orgulho caminham de mãos dadas. É uma dinâmica estranha, porque a pornografia traz muita vergonha. Mas nós vimos que ela também me coloca no centro, criando um mundo no qual eu sou adorado. Portanto, apesar da vergonha que traz, a pornografia reforça grandemente nosso orgulho.

Em nossa orgulhosa justiça própria, desculpamos, minimizamos ou escondemos o pecado. "De vez em quando, escorrego", dizemos a nós mesmos, "mas esse não é um grande problema". "Estou passando por um momento difícil; é por isso que me comporto assim". Ou reconhecemos o problema, mas não queremos que mais ninguém descubra. Não queremos que outras pessoas nos vejam como alguém que tem problemas com pornografia.

Em nossa orgulhosa autoconfiança, achamos que podemos vencê-la por conta própria. Jesus começa o Sermão da Montanha com as seguintes palavras: "Bem-aventurados os humildes de espírito, porque deles é o reino dos céus" (Mt 5.3). "Bem-aventurados os quebrados", poderíamos dizer, ou "Bem-aventurados os desesperados".

Eu me encontrava regularmente com Guilherme. "Eu realmente me decepciono comigo quando tropeço e vejo pornografia", dizia-me ele. Comecei a perceber que, para Guilherme, a pornografia era principalmente um pecado contra si mesmo. Ela arruinava sua autoimagem. Isso o impedia de ser um homem que todos podiam admirar. O problema era que a pornografia alimentava esse orgulho, criando um mundo alternativo no qual ele era admirado.

Portanto, a mudança deve começar com humildade e quebrantamento. O primeiro passo para sair da pornografia é render-se. Precisamos começar nos humilhando. Precisamos desistir de nossa justiça própria e de nossa autoconfiança e, em vez disso, olhar para a justiça de Cristo. Precisamos parar de esperar até sermos dignos de Deus e, em humildade, receber sua graça.

> Antes, ele dá maior graça; pelo que diz: Deus resiste aos soberbos, mas dá graça aos humildes. Sujeitai-vos, portanto, a Deus; mas resisti ao diabo, e ele fugirá de vós. Chegai-vos a Deus, e ele se chegará a vós outros. Purificai as mãos, pecadores; e vós que sois de ânimo dobre, limpai o coração. Afligi-vos, lamentai e chorai. Converta-se o vosso riso em pranto, e a vossa alegria, em tristeza. Humilhai-vos na presença do Senhor, e ele vos exaltará. (Tg 4.6-10)

QUALIFICADO PARA O SERVIÇO, PRONTO PARA A AÇÃO

"Como eu, um pecador tão constante e óbvio, posso esperar estar a serviço de Jesus?" "Quando falho nessa área, sinto-me indigno e sem motivação para servir a Cristo. Fico pensando se minha luta deveria desqualificar-me para o ministério, mas sinto muita vergonha de pedir ajuda a alguém, porque estou em uma nova igreja e me preocupo muito com o que as pessoas pensam de mim."

O consumo constante de pornografia tornará difícil para você servir bem a Deus. Seu serviço será caracterizado por dever sem alegria e reclamação, porque você não encontra alegria em Cristo, mas a procura em outro lugar. Sua capacidade de proclamar a bondade de Deus ficará comprometida, porque você não o considera bom o suficiente para você. Será difícil ver as mulheres cristãs como irmãs, porque você está acostumado a ver as mulheres como objetos. Será difícil confrontar os irmãos cristãos, pois você teme que eles possam confrontá-lo de volta.

Mas consumir pornografia não o desqualifica para servir a Deus. Por um lado, porque, para começar, você nunca foi qualificado! Deus não o chamou para seu serviço porque você era alguém ótimo e piedoso. Por outro lado, Deus usa pessoas defeituosas. Noé era um alcoólatra. Jacó era um trapaceiro. Moisés era um assassino. Gideão era um covarde. Davi era um adúltero. Jeremias era depressivo. Mateus era um traidor. Tiago e João tinham o "sangue quente". Simão, o zelote, era um terrorista. Pedro era um falastrão. Paulo era um perseguidor do povo de Deus. E ainda há Sansão. Todo ato de libertação que Sansão realizou começava por sua lascívia descontrolada (Jz 14.1-4; 15.1-3; 16.1-3, 4). No entanto, lá está ele, entre os heróis da fé, em Hebreus 11.32. Por último, Deus qualifica para seu serviço pela redenção de Cristo e pelo poder do Espírito. Seu vício em pornografia pode ser um grande problema, mas não é maior que Jesus ou que o Espírito.

Portanto, existem dois requisitos para alguém servir a Deus.

Primeiro, você deve comprometer-se a lutar contra pornografia. Aquele que não vê a pornografia como um problema está desqualificado. Você não precisa estar pronto — se precisasse, ninguém seria qualificado para liderar o povo de Deus. Mas precisa estar na direção certa, desejando Deus e santidade.

Segundo, você deve confiar na graça de Deus. Gabriel me disse que havia visitado salas de bate-papo de sexo. "Acho que isso significa que terei de renunciar à liderança", disse ele no final de nossa conversa. "Isso depende de você realmente acreditar em justificação pela fé", respondi. Não adianta fingir que o problema é pequeno ou insignificante; a pornografia causará estragos em seu ministério. Mas a questão fundamental é se você olha para Cristo por sua justificação.

Se você não se sente digno em Cristo, ou se procura o valor em si mesmo, então não deve liderar o povo de Deus. Sua liderança será desprovida de alegria, e haverá murmúrio e opressão. Você se esconderá, em vez de se mostrar vulnerável. Terá medo de se expor. Minimizará o pecado. Condenará outras pessoas para aumentar sua própria imagem. O fruto de seu ministério serão outros legalistas. O que nos desqualifica para o serviço não é o uso de pornografia, mas a falta de fé na obra completa de Cristo.

Mas, se você realmente confia em Cristo, será — como sempre foi — um pecador apontando outros pecadores para a fonte da graça; um mendigo faminto contando a outros mendigos famintos sobre o pão da vida.

CULPA OUSADA

Em 2007, John Piper escreveu um artigo na revista *Christianity Today* intitulado "Culpa Ousada".[69] Nele, Piper descreve quando falou em uma conferência com George Verwer, o fundador da Operation Mobilization:[70]

> O fardo de Verwer naquela conferência foi o número trágico de jovens que, em um momento de suas vidas, sonharam com a obediência radical a Jesus, mas depois enfraqueceram seus propósitos na inútil prosperidade americana. Um sentimento incômodo de culpa e indignidade por causa do fracasso sexual gradualmente cedeu lugar à impotência espiritual e ao sonho sem saída de segurança e conforto da classe média.

Muitos jovens, argumenta Piper, não estão se envolvendo na missão porque não sabem como lidar com o fracasso sexual. A tragédia não é masturbação e pornografia. "A tragédia é que Satanás usa a culpa desses fracassos para despojá-lo de todos os sonhos radicais que você já teve ou pode ter. Em seu lugar, ele lhe dá uma vida americana feliz e segura, repleta de prazeres superficiais, até você morrer em sua cadeira de balanço, à beira do lago."

A "culpa ousada" a que Piper nos chama é a atitude daqueles que são culpados, mas não deixam Satanás usar essa

---

69 John Piper, "Gutsy guilt: don't let shame over sexual sin destroy you", *Christianity Today* (outubro de 2007).
70 Operação Mobilização é uma organização evangélica internacional e interdenominacional que atua recrutando e treinando pessoas para pregar o evangelho. (N. E.)

culpa para destruir seu serviço a Deus. Eles têm a coragem de enfrentar Satanás e confrontar suas acusações com fé na obra consumada de Cristo. Pessoas como Henrique precisam de "culpa ousada". Ele escreveu: "A luta tomou conta da minha vida completamente. Era muito difícil continuar em meu relacionamento com Deus e em meu serviço a ele... Eu continuava servindo a Deus, mas constantemente Satanás me lembrava meu estado pecaminoso, e isso causava um obstáculo em minha fé".

Paulo diz que Cristo "despojou" Satanás pregando o registro de nossos pecados na cruz (Cl 2.14-15). Satanás nos diz: "Como você pode servir a Deus depois de tudo que fez?" E, em nós mesmos, não encontramos a resposta, porque é verdade: não somos dignos de servir a Deus. Mas, em Cristo, podemos responder: "Sim, eu sou um pecador indigno, mas Cristo tomou o registro do meu pecado e o pregou na cruz. Portanto, saia da minha frente! Eu vou servir a Deus e ao seu povo". Piper conclui com estas palavras:

> Quando você aprende a lidar com a culpa do fracasso sexual com esse tipo de ousadia de coração partido, esse tipo de teologia, esse tipo de justificação pela fé, esse tipo de expiação substitutiva, esse tipo de culpa ousada, você cai com menos frequência. Por que é assim? Porque Cristo se tornará cada vez mais precioso para você.
>
> O melhor de tudo é que Satanás não será capaz de destruir seu sonho de uma vida de obediência radical a Cristo. Por essa culpa ousada que exalta a Cristo,

milhares de vocês darão suas vidas para espalhar a paixão pela supremacia de Deus em todas as coisas, para a alegria de todos os povos através de Jesus Cristo.

LIMPO PARA SER LIMPO

Então, por que mudar? Se não for para conseguir aprovação ou se qualificar para o serviço, por que mudar?

Mudamos para que, cada vez mais, vivamos nossa nova identidade em Cristo. Os mandamentos (imperativos) do evangelho estão sempre enraizados em suas descrições de quem somos em Cristo (os indicativos). Somos chamados a ser o que somos em Cristo.

Ao viver nossa nova identidade, abraçamos uma vida de liberdade, amor, esperança e alegria. O chamado à santidade no Novo Testamento não é um chamado ao dever, à escravidão, à repressão e ao tédio, mas sempre um chamado à alegria, ao significado, à satisfação e à realização. Em geral, nosso problema é que não temos fé para ver isso. Parece que a pornografia é uma opção melhor. Não conseguimos olhar para além do momento presente e ver a alegria que Deus nos oferece em Cristo.

Em 1 Coríntios 6, Paulo se dirige aos cristãos envolvidos em imoralidade sexual. Ele é claro em mostrar que Deus condena o comportamento sexualmente imoral. Ninguém que é sexualmente imoral entrará no reino de Deus, ele diz aos coríntios (versículos 9-10). Mas ele não diz aos coríntios que reformem seu comportamento ou enfrentem esse destino. Não; ele diz: "Tais fostes alguns de vós; mas vós vos lavastes, mas fostes santificados, mas fostes justificados em o nome do Senhor Jesus Cristo e no Espírito do nosso Deus" (v. 11). Ele não diz aos coríntios o que fazer, mas quem eles são e o que Deus fez por eles. Eles são limpos, santos e justos aos olhos de Deus. Como isso é motivo de mudança?

Livre para ser livre

Primeiro, Deus nos libertou para sermos livres. Paulo continua: "Todas as coisas me são lícitas, mas nem todas convêm. Todas as coisas me são lícitas, mas eu não me deixarei dominar por nenhuma delas" (v. 12). "Todas as coisas me são lícitas" quase certamente era um slogan dos coríntios. "Somos livres — não somos mais obrigados pela lei." Sim, diz Paulo, mas Deus o libertou para ser livre, não para ser dominado pelo pecado novamente. Isso não é liberdade. É como um cativo, libertado depois de anos em confinamento solitário, dizendo: "Vou usar minha liberdade para viver em uma cela suja de prisão".

Limpo para ser limpo

Segundo, Deus nos lavou (v. 11) para que possamos ser limpos. "Os alimentos são para o estômago, e o estômago, para os alimentos; mas Deus destruirá tanto estes como aquele. Porém, o corpo não é para a impureza, mas, para o Senhor, e o Senhor, para o corpo. Deus ressuscitou o Senhor e também nos ressuscitará a nós pelo seu poder" (vv. 13-14). "Os alimentos são para o estômago, e o estômago, para os alimentos" é provavelmente outro slogan dos coríntios. Era uma maneira de dizer que o que acontece com nossos corpos não importa, no fim das contas. "Nossos corpos são apenas máquinas de comer", diziam os coríntios. "Eles não são nosso verdadeiro eu. Dormir com prostitutas não é um problema, porque envolve apenas nosso corpo físico; não envolve nossa alma."

O slogan contrário de Paulo é: "o corpo é para o Senhor e o Senhor para o corpo". Corpo e alma não podem ser tão facilmente divididos. Cristo deu seu corpo para salvar nossos corpos e, um dia, Deus ressuscitará nossos corpos com Cristo. O corpo não é descartável. Faz parte da salvação de Deus. E, assim, damos nossos corpos àquele que deu seu corpo por nós. Deus salvou nossos corpos para que pudessem ser usados para a glória dele. Ele lavou nossos corpos para que eles pudessem ser limpos.

Imagine trabalhar em seu carro o dia todo. Então, você entra e se limpa, pronto para fazer uma refeição com sua esposa. Você toma banho, esfrega as mãos, faz a barba e passa uma camisa recém-lavada. Então, enquanto espera sua esposa, você pensa: "Vou gastar só mais dez minutos nesse trabalho". E, dez minutos depois, você e suas roupas estão cobertos de graxa novamente. É isso que parece consumir pornografia quando você é lavado pelo Espírito Santo. "Nem ofereçais cada um os membros do seu corpo ao pecado, como instrumentos de iniquidade; mas oferecei-vos a Deus, como ressurretos dentre os mortos, e os vossos membros, a Deus, como instrumentos de justiça" (Rm 6.13).

Unido para ser unido

Terceiro, Deus nos uniu a Cristo em sua ressurreição para que possamos desfrutar a união com Cristo. Como Gordon Cheng reconhece, se estivéssemos na situação de Paulo, poderíamos ter escrito algo assim: "Agora, sobre prostitutas: parem de visitá-las. E, por falar nisso, pare de baixar pornografia no seu computador... Aqui está um link para baixar um programa antipornografia que pode ajudar. Agora continue vivendo da maneira certa!"[71]

Não há dúvida de que Paulo desaprova visitar prostitutas. Mas essa não é a abordagem que ele adota. Em vez disso, ele fala sobre ressurreição: "Deus ressuscitou o Senhor e também nos ressuscitará a nós pelo seu poder. Não sabeis que os vossos corpos são membros de Cristo? E eu, porventura, tomaria os membros de Cristo e os faria membros de meretriz? Absolutamente, não. Ou não sabeis que o homem que se une à prostituta forma um só corpo com ela? Porque, como se diz, serão os dois uma só carne. Mas aquele que se une ao Senhor é um espírito com ele" (1Co 6.14-17).

Mais uma vez, Paulo diz aos coríntios quem eles são: pessoas unidas a Cristo em sua ressurreição. Um membro de Cristo pode estar unido a uma prostituta? Claro que não! Estamos unidos a Cristo para que possamos desfrutar a união com Cristo. É em Cristo que encontramos a verdadeira alegria. E, um dia, seu corpo

---

71 Gordon Cheng, "Sexual Immorality: Some Thoughts from Corinth", *The Briefing* 368 (maio de 2009), p. 13.

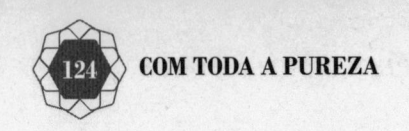

— esse mesmo corpo que você habita agora, o corpo que você usa para pornografia — será ressuscitado por Deus, para a união com Cristo.

Santo para ser santo

Quarto, Deus nos santificou ou nos separou pelo Espírito Santo (v. 11), para que possamos ser moradia para o Espírito Santo de Deus: "Fugi da impureza. Qualquer outro pecado que uma pessoa cometer é fora do corpo; mas aquele que pratica a imoralidade peca contra o próprio corpo. Acaso, não sabeis que o vosso corpo é santuário do Espírito Santo, que está em vós, o qual tendes da parte de Deus, e que não sois de vós mesmos?" (1Co 6.18-19).

O templo era o sinal da santa presença de Deus entre seu povo, um símbolo belo e glorioso, mas também impressionante e terrível. Somente os sacerdotes podiam entrar no Lugar Santo, e apenas o Sumo Sacerdote podia entrar no Santo dos Santos, o local onde estava localizada a Arca da Aliança, e somente uma vez por ano, por meio de um sacrifício de sangue (Hb 9.1-10). O templo e seus sacrifícios apontavam para Jesus (Hb 9.11-28). Ele é Deus conosco e, através de seu sangue, chegamos à presença de Deus.

Tudo que o templo representava agora é uma realidade em sua vida. A presença gloriosa, santa, impressionante e terrível de Deus está em você, através do Espírito Santo. Portanto, dormir com uma prostituta ou consumir pornografia são atos de profanação, como cometer um ato de profanação no Santo dos Santos. Mal ouso escrever isso, mas essa é a força do argumento de Paulo: é como fazer sexo com uma prostituta sobre a Arca da Aliança. Um ato assim é impensável.

Valorizado para ser valioso

Quinto, Deus comprou você pelo preço de seu próprio Filho: "Porque fostes comprados por preço. Agora, pois, glorificai a Deus no vosso corpo" (1Co 6.19-20). Você pertence a ele. Você não é livre para se entregar a qualquer outra coisa ou pessoa. Pode ser que você não valesse muito, mas agora vale. Não somos valorizados por Deus porque somos inerentemente valiosos. É o contrário. Somos valiosos porque fomos valorizados por Deus, e o valor que ele colocou sobre nós foi o sangue precioso de Jesus. Repetidas vezes, as pessoas se envolvem em pecado sexual porque pensam que não têm valor. Então, buscam afirmação no sexo ou pensam que não vale a pena manter a pureza. Mas, seja qual for seu passado, Deus agora lhe deu valor. Você vale o preço de seu próprio Filho. Você pertence a ele. Honre a Deus com seu corpo.

O BANQUETE DA PORNOGRAFIA E O BANQUETE DE DEUS[72]

Então, vamos resumir nossa motivação para mudar: *desfrutar a liberdade da pornografia e o prazer em Deus, que ele nos dá por meio de Jesus.* Quero destacar quatro coisas acerca dessa definição.

---
72 Adaptado de Tim Chester, *You Can Change*, pp. 41-42.

Primeiro, crescer em santidade tem a ver com alegria, com descobrir a verdadeira alegria; a alegria de conhecer e servir a Deus. Existe abnegação; às vezes, abnegação difícil e dolorosa, mas a verdadeira abnegação conduz a ganhar sua vida. Haverá momentos em que agiremos por dever, mas fazemos isso acreditando que o dever conduz à alegria, e que negar a si mesmo leva a ganhar a própria vida (Mc 8.34-38).

Segundo, mudar é viver em liberdade. Recusamo-nos a voltar às correntes e à sujeira de nossa pornografia. Vivemos na maravilhosa liberdade que Deus nos deu. Fomos libertados para ser as pessoas que deveríamos ser.

Terceiro, mudar é descobrir o prazer de conhecer e servir a Deus. Nosso trabalho é parar de chafurdar na lama e, em vez disso, ter prazer em conhecer a Deus. Desistimos de nossas imitações baratas e desfrutamos aquilo que é real. A santidade consiste em reconhecer que os prazeres da pornografia são vazios e temporários, ao passo que Deus nos convida a prazeres magníficos, verdadeiros, completos e ricos que duram para sempre.

Quarto, tornar-se como Jesus é algo que Deus nos dá, não uma conquista que oferecemos a ele. É desfrutar a nova identidade que ele nos deu em Cristo. Ele nos libertou do pecado e oferece um relacionamento com ele.

É como se houvesse dois banquetes: o banquete de Deus e o banquete da pornografia. Somos convidados para ambos. Deus nos convida a encontrar satisfação nele. O pecado nos seduz com suas mentiras a procurar satisfação na pornografia. Então, temos duas reservas. O tempo todo, temos de escolher a qual banquete vamos. Este é o convite de Deus para nós:

> Ah! Todos vós, os que tendes sede, vinde às águas; e vós, os que não tendes dinheiro, vinde, comprai e comei; sim, vinde e comprai, sem dinheiro e sem preço, vinho e leite. Por que gastais o dinheiro naquilo que não é pão, e o vosso suor, naquilo que não satisfaz? Ouvi-me atentamente, comei o que é bom e vos deleitareis com finos manjares. (Is 55.1-2)

A pornografia promete muito, mas não satisfaz e cobra um preço alto: vidas destruídas, relacionamentos destruídos, esperanças destruídas. No fim, o salário da pornografia é a morte. Mas Deus nos oferece um banquete que satisfaz, um deleite para nossas almas. A motivação para a mudança e a santidade é esta: o banquete de Deus é muito melhor! E a etiqueta diz: "grátis". É um presente dele. Então, de qual banquete você vai participar hoje?

LIBERTOS PELO PODER DE DEUS

Você pode ter tentado mudar no passado e fracassou. Mas há esperança, porque Deus trabalha no negócio da mudança. É Deus quem cria em nós um novo coração, com novos desejos. Outras terapias podem modificar o comportamento. Mas somente Deus pode trazer mudanças verdadeiras e duradouras, libertando-nos da escravidão da pornografia.

Deus Pai usa todas as circunstâncias de nossas vidas para moldar nossos corações e conformar nossas vidas à imagem de seu Filho (Jo 15.1-4; Rm 8.28-30; Hb 11.5-11). Deus Filho nos liberta da punição do pecado (morte) e do poder do pecado (escravidão) (Rm 6.5-6). Nosso "velho eu", que vivia sob o domínio do pecado, morreu com Cristo e, agora, temos um novo eu sob o domínio de Deus. Deus Espírito Santo nos concede o poder de viver a nova vida que Jesus dá e novos desejos de Deus e de santidade (Jo 3.3-8; Gl 5.16-25). O Pai santifica através do Filho, pelo Espírito.

"Não se contente com meios externos, como filtros da Internet, compromissos de não levar o computador para o quarto e prestação de contas", diz Renato. "Deixe o evangelho se aprofundar e operar em seu coração no que diz respeito à pornografia. A solução é Cristo crucificado e ressurreto, não apenas um compromisso de sua parte."

> Para a liberdade foi que Cristo nos libertou. Permanecei, pois, firmes e não vos submetais, de novo, a jugo de escravidão. [...] Porque vós, irmãos, fostes chamados à liberdade; porém não useis da liberdade para dar ocasião à carne; sede, antes, servos uns dos outros, pelo amor. [...] Digo, porém: andai no Espírito e jamais satisfareis à concupiscência da carne. Porque a carne milita contra o Espírito, e o Espírito, contra a carne, porque são opostos entre si; para que não façais o que, porventura, seja do vosso querer. [...] Ora, as obras

> da carne são conhecidas e são: prostituição, impureza, lascívia [...] Mas o fruto do Espírito é: amor, alegria, paz, longanimidade, benignidade, bondade, fidelidade, mansidão, domínio próprio. Contra estas coisas não há lei. E os que são de Cristo Jesus crucificaram a carne, com as suas paixões e concupiscências. Se vivemos no Espírito, andemos também no Espírito. (Gl 5.1, 13, 16-17, 19, 22-25)

Cristo nos liberta para a liberdade, não para continuarmos escravos de nossa natureza pecaminosa. E, assim, Cristo concede seu Espírito aos nossos corações. O Espírito nos dá novos desejos de santidade. De repente, a batalha tem reforços. A natureza antiga, com seu desejo de pornografia, luta contra nossos desejos de santidade, inspirados pelo Espírito. Antes, éramos escravos de nossos desejos pecaminosos. Agora, temos opções. Agora, podemos escolher longanimidade, bondade, fidelidade, domínio próprio. Podemos matar a natureza pecaminosa e seus desejos. Podemos andar com o Espírito.

Tenha certeza: o Espírito vencerá essa batalha. Definitivamente. Um dia. Em todos aqueles que são genuinamente filhos de Deus, o Espírito triunfará. Deus não desiste. O resultado é garantido. "Sabemos que, quando ele se manifestar, seremos semelhantes a ele, porque haveremos de vê-lo como ele é" (1Jo 3.2).

Centenas de cristãos foram libertos do vício em pornografia. Aqui estão alguns:

Quando comecei a ter internet, houve um período de cerca de um ano em que fui ver o que estava disponível e acabei buscando satisfação sexual ocasionalmente, mesmo sendo pastor nessa época. Por fim, eu sabia que tinha de desistir disso por completo e consegui apenas pela graça de Deus. Estou livre da pornografia há cerca de oito anos, embora, às vezes, as imagens mentais voltem.

Agora tenho mais motivos para não ver pornografia do que simplesmente dizer que não deveria; assim, está basicamente sob controle agora. Eu sei que Jesus morreu para me libertar de coisas assim e que seu Espírito pode me ajudar a mudar.

Eu me masturbava desde os dez anos de idade. Mas não vejo pornografia desde outubro de 2007 e não me masturbo desde então. Eu nunca tinha ejaculado durante o sono até dezembro e foi a coisa mais estranha de todas. Primeiro, pensei que estava fazendo xixi nas calças! Então, eu soube que havia virado as costas ao vício.

Cerca de dez meses atrás, consegui parar completamente de olhar pornografia, além da masturbação que a acompanhava. Deus me mostrou as profundezas do meu pecado e, pouco tempo depois, eu não queria mais consumir pornografia. A maior parte da tentação se foi depois que experimentei a alegria de estar livre dela.

CAPÍTULO 4
A BATALHA DA FÉ

Pergunto-me se você se identifica com alguma destas experiências:

> Em geral, eu começava com "apenas olhar uma foto". Eu costumava dizer a mim mesmo que seria só isso. Mas, inevitavelmente, eu acabava assistindo a coisas mais pesadas e a videoclipes.
>
> Minha mente parece ficar nublada e fechada, e eu busco a satisfação do meu desejo de ejacular.
>
> Há um tipo de exercício de "quebrar paredes" ao derrubar as próprias defesas pouco a pouco, vendo cada vez algo um pouco mais pornográfico. Então, eu não começava vendo algo tão ruim, mas a coisa ia aumentado cada vez mais. Estranho.

> Eu geralmente sei quando vou ver pornografia bem antes de realmente fazê-lo. Tenho muitas chances de dizer "não". Apenas escolho ignorar esse sentimento.

Vimos que a mudança ocorre através da fé e do arrependimento. Tornamo-nos cristãos pela fé e pelo arrependimento, e crescemos como cristãos pela fé e pelo arrependimento contínuos.[73] Não passamos do evangelho para uma forma avançada de santidade ou progresso. Martinho Lutero disse: "Progredir é sempre começar de novo".[74]

Fé e arrependimento não são eventos pontuais que ocorrem apenas quando somos convertidos. João Calvino diz: "Deus lhes aponta [aos crentes] o estádio da penitência, no qual devemos correr por toda a vida".[75] Pela fé, reconhecemos que Deus oferece muito mais do que as falsas promessas da pornografia. Lutamos contra a pornografia nos apegando à fé nas promessas de Cristo. E nos arrependemos de nosso desejo pecaminoso de autoadoração e, em vez disso, voltamos a adorar o Deus vivo.

A Bíblia costuma usar imagens violentas para descrever essa batalha. Devemos matar os desejos pecaminosos (Rm 8.13; Cl 3.5). Devemos cortar aquilo que nos faz pecar (Mt 5.27-30). A Bíblia faz uma convocação às armas. Devemos usar nossos corpos como instrumentos de justiça (Rm 6.13). Devemos combater o bom combate da fé (1Tm 1.18).

---

73 De Tim Chester, *You can change*, pp. 117-118.
74 Martinho Lutero, *Lectures on Romans*, Library of Christian Classics vol. 15 (Westminster/SCM, 1961), p. 128.
75 João Calvino, *Institutas da Religião Cristã*, 3.3.9.

Estamos equipados com a armadura espiritual para a batalha (Ef 6.12-18). Lutamos contra os desejos pecaminosos que guerreiam contra nossas almas (1Pe 2.11). Somos chamados a ser como soldados em ação no serviço (2Tm 2.4).

É hora de batalhar contra a pornografia — combater a batalha da fé. A Bíblia nos oferece estratégias para reforçar nosso arrependimento e fortalecer nossa fé.

MATANDO A PORNOGRAFIA

Uma das maneiras como a Bíblia descreve a atividade contínua do arrependimento é a "mortificação", ou seja, matar o pecado: "Fazei, pois, morrer a vossa natureza terrena: prostituição, impureza, paixão lasciva, desejo maligno e a avareza, que é idolatria" (Cl 3.5). Isso significa dizer constantemente um decisivo "não" ao pecado em nossas vidas, especialmente nos estágios iniciais da tentação.

O fundamento da mortificação é a obra de Cristo na cruz: "sabendo isto: que foi crucificado com ele o nosso velho homem, para que o corpo do pecado seja destruído, e não sirvamos o pecado como escravos" (Rm 6.6; ver também Gl 2.20; 5.24). É porque "morremos com Cristo" e "fomos ressuscitados com Cristo" que devemos fazer "morrer a vossa natureza terrena" (Cl 2.20; 3.1, 5). Fazemos isso no poder do Espírito (Rm 8.13). Com a ajuda do Espírito, somos participantes ativos do processo de mortificação.

Precisamos adquirir o hábito de dizer "não" no momento em que surgem pensamentos tentadores. "Acho que no passado", admite Diogo, "eu fracassava porque, quando a tentação chegava, sempre flertava um pouco com ela, enganando-me com a noção de que podia ser forte sozinho. Não fugia da tentação e não corria para Deus em busca de ajuda".

A Bíblia promete: "Deus é fiel e não permitirá que sejais tentados além das vossas forças; pelo contrário, juntamente com a tentação, vos proverá livramento, de sorte que a possais suportar" (1Co 10.13). Às vezes, pode parecer que somos dominados pela lascívia. Mas sempre há uma forma de escapar. O problema é que nem sempre usamos essa rota de fuga.

Vemos uma mulher na rua. Olhamos uma segunda vez. Olhamos para os seios dela. Nós a imaginamos sem roupa. Lembramo-nos de um encontro sexual passado ou de um filme pornô. Criamos uma fantasia sexual. Quando vamos para casa, consideramos ver pornografia na internet. "Talvez sim", dizemos a nós mesmos, "talvez não"; mas não há um "não" firme. "Não vou ver pornografia", dizemos a nós mesmos. "Vou apenas navegar um pouco"; e, durante todo o tempo, esperamos por algum material excitante. Então, é "apenas uma olhada rápida". Agora já fomos capturados. A lascívia nos domina. "A tentação era forte demais", dizemos a nós mesmos depois. Mas não era às quatro horas da tarde, quando você viu a mulher na rua. Cada passo era mais uma oportunidade para escapar da tentação. O caminho da fuga estava lá o tempo todo; o problema era que não queríamos tomar esse atalho. Sempre há muitos pontos de retorno antes do ponto sem retorno! Precisamos adquirir o hábito de dizer "não" no instante em que o pensamento surge.

Também precisamos adquirir o hábito de não apenas dizer "não", mas também dizer "sim" à glória de Deus e à beleza de Cristo. "As tentativas mais bem-sucedidas", diz Brian, "sempre foram quando corri para Cristo nos momentos de tentação. Cantar para Deus nos momentos de fraqueza me ajuda a lembrar o evangelho. Em geral, não tenho dificuldade quando estou confiando em Deus e com o coração ardendo por ele — não é de surpreender!".

Também precisamos reconhecer que podemos ver material não pornográfico de maneira pornográfica. Pode ser a seção de lingerie de um catálogo de roupas, a televisão durante a madrugada ou despir uma mulher na rua com os olhos. Tecnicamente, pode não ser pornografia, mas, de acordo com Jesus, é adultério (Mt 5.27-30). E é um passo no caminho para a pornografia explícita. Uma característica comum em meu questionário eram os homens descrevendo como não iam direto à pornografia. No início, rodeavam um pouco, encontrando fotos sugestivas em sites não pornográficos e achando que isso satisfaria seus desejos, quando, é claro, isso apenas os fazia aumentar. Então, qual é o conselho de Jesus nessas situações?

> Ouvistes que foi dito: Não adulterarás. Eu, porém, vos digo: qualquer que olhar para uma mulher com intenção impura, no coração, já adulterou com ela. Se o teu olho direito te faz tropeçar, arranca-o e lança-o de ti; pois te convém que se perca um dos teus membros, e não seja todo o teu corpo lançado no inferno. E, se a tua mão

direita te faz tropeçar, corta-a e lança-a de ti; pois te convém que se perca um dos teus membros, e não vá todo o teu corpo para o inferno. (Mt 5.27-30)

Arranque. Corte fora. Faça morrer. "Mate o pecado ou ele matará você", diziam os puritanos.

O MITO DA LIBERAÇÃO SEXUAL

Existe um mito popular que retrata a sexualidade como uma panela de pressão, uma força que cresce a menos que seja expressa. O perigo, dizem, é suprimir ou reprimir esse desejo sexual. Isso ferirá psicologicamente uma pessoa ou explodirá de maneira prejudicial. Segundo esse mito, a forma mais segura de liberar essa pressão é fazer sexo ou se masturbar.

Precisamos reconhecer a história por trás desse mito: que evoluímos dos animais e mantemos os instintos animais. Mas a Bíblia é clara: Deus separou a humanidade dos animais quando nos criou à sua imagem. Ainda somos, por exemplo, os únicos animais que usam roupas para cobrir a nudez (Gn 3.7, 21). Portanto, não somos simplesmente animais conduzidos por pressões biológicas fora de nosso controle.

No lugar da imagem da panela de pressão que precisa ser aliviada periodicamente, a Bíblia fala do pecado como escravidão, embaraço e cativeiro. O pecado espreita à nossa porta, esperando para nos controlar (Gn 4.7). Quanto mais satisfazemos nossos desejos pecaminosos, mais fortes eles se tornam. Quando você cede à tentação, essa tentação desaparece, mas apenas por um período curto. A lascívia volta, com mais rapidez e intensidade do que antes.

É por isso que as pessoas muitas vezes usam pornografia repetidamente após longos períodos de liberdade. Raul diz: "Eu fico limpo por meses a fio, caio, tenho uma maratona (três a cinco vezes por dia durante dois ou três dias) e depois fico limpo novamente". Quando você acaba de usar pornografia, essas imagens estão claras em sua mente. E elas não desaparecem quando você desliga o computador ou fecha a revista. Elas permanecem no dia seguinte, tentando você a voltar. Alimente a tentação e ela voltará com mais rapidez e intensidade. É um ciclo vicioso.

Mas há também um ciclo virtuoso. Você pode mudar do ciclo vicioso da pornografia para o ciclo virtuoso da liberdade. Quanto mais você diz "não" à pornografia, mais fraca será a tentação. Não encher sua mente de imagens sedutoras significa menos probabilidade de lembrá-las nos momentos de pressão. O pecado forma um hábito, mas a pureza também. "Ao me regozijar no evangelho no início de cada dia, estou vencendo a luta", diz Eduardo. "As tentações acontecem com menos frequência e, quando chegam, são mais fracas — menos atraentes e menos poderosas".

QUEBRANDO O CICLO DE MASTURBAÇÃO

Considere o que isso significa para a masturbação. Na mitologia popular, a masturbação é o menor dos dois males: é melhor masturbar-se do que encontrar alívio no sexo extraconjugal.

A Bíblia não fala explicitamente sobre masturbação. No passado, os cristãos costumavam condená-la, mas tornou-se mais comum nos últimos anos sugerir que essa prática pode ser legítima. Talvez os cristãos do passado tenham sido influenciados por visões negativas da sexualidade; por outro lado, talvez hoje sejamos influenciados por psicologias seculares sub-bíblicas. Como a Bíblia não se refere explicitamente à masturbação, devemos ser cautelosos em fazer uma condenação geral. Mas, ao pensar em masturbação, considere o seguinte.

Primeiro, é um pecado fazer sexo com alguém que não seja seu cônjuge, mesmo que esse sexo ocorra apenas em sua mente. O fato é que a masturbação é praticamente impossível sem que se recorra a fantasias sexuais, e você precisa confiar que essas fantasias honram a Deus.

Segundo, a masturbação não alivia a tensão sexual, exceto em uma perspectiva, prioritariamente, de curto prazo. Ela a abastece. Ela reforça pensamentos sexuais e, geralmente, faz com que a tentação volte com mais rapidez e intensidade. Essa é uma das razões pelas quais as pessoas pensam que não conseguem parar de se masturbar. Estão aprisionadas em um ciclo vicioso de desejo, que, na verdade, é reforçado cada vez mais pela liberação temporária da masturbação. Todo ato de masturbação ímpia aumenta o poder da lascívia sobre sua vida. Não resolve nada. De fato, só agrava o problema.

Terceiro, a masturbação não envolve a abnegação, que é parte integrante da relação sexual. Trata-se de uma expressão egoísta do sexo fora da aliança do casamento. Existem exceções a essa regra. A mais óbvia é a masturbação mútua dentro do casamento; outra é quando faz parte de algum tratamento de fertilidade. Mas, na maioria das vezes, é um ato de amor a si próprio.

Na melhor das hipóteses, então, a masturbação é repleta de perigos. Para usar a linguagem bíblica: "Todas as coisas me são lícitas, mas nem todas convêm. Todas as coisas me são lícitas, mas eu não me deixarei dominar por nenhuma delas" (1Co 6.12).

Então, faça a si mesmo as seguintes perguntas:

- Minha prática de masturbação envolve fantasias sexuais inapropriadas?
- Estou no controle dessa prática ou estou sendo dominado por ela?
- A prática de me masturbar é benéfica? Fortalece meu casamento? Melhora meu serviço a Deus?
- A prática de me masturbar é algo que eu posso fazer para a glória de Deus?

O fato de você usar pornografia é um sinal claro de que sua masturbação é ímpia e doentia! Evidentemente, está fora de controle e produz frutos nocivos em sua vida.

Você pode estar se masturbando há anos. Pode ter-se tornado a maneira normal de aliviar a tensão, o tédio ou o estresse. A vida sem ela parece inconcebível; seu domínio sobre sua vida parece completo. Mas descobri que muitos homens conseguem parar com a prática da masturbação habitual mais rapidamente do que imaginam. Quando se convencem de que a vida sem masturbação é melhor do que a vida com masturbação, o ciclo virtuoso entra em ação. Todo ato de resistência fortalece sua determinação para a próxima vez. A santidade vai sendo reforçada. Não há soluções rápidas, mas os hábitos de pensamento podem ser realinhados tanto quanto os hábitos de ação.

O DESAFIO DE QUARENTA DIAS

Se a pornografia ou a masturbação tornaram-se um problema grande ou persistente em sua vida, então eu o incentivo a aceitar o "desafio de quarenta dias". Assuma um compromisso de quarenta dias sem nenhuma atividade sexual — pornografia, masturbação e sexo no casamento. Os doutores Mark Laaser e Louis Gregoire dizem o seguinte:

> A tolerância neuroquímica, que é um fator do vício em internet, pode ser revertida se o dependente estiver disposto e apto a estabelecer um período de total abstinência sexual. Em geral, isso pode ser alcançado entre trinta e noventa dias, dos quais os quatorze primeiros serão os mais difíceis. As pessoas casadas devem ser aconselhadas a negociar isso com seu cônjuge. O período de abstinência atinge um efeito perceptível de desintoxicação. Também começa a reverter a crença central dos dependentes, de que o sexo é sua necessidade mais importante.[76]

---

76 Mark R. Laaser e Louis J. Gregoire, "Pastors and Cybersex Addiction", p. 401.

RESISTÊNCIA

O quarto ingrediente-chave na batalha contra a pornografia é este: *resistência à tentação — compromisso de fazer tudo o que estiver ao seu alcance para evitar a tentação, a começar pelos controles de seu computador.*

Tabela 5

1. Repulsa à pornografia	ódio à pornografia em si (não apenas à vergonha que traz consigo) e desejo de mudança
2. Reverência a Deus	desejo por Deus, decorrente da confiança de que ele oferece mais que a pornografia
3. Repouso na graça	segurança de que você é amado por Deus e justificado por Deus pela fé na obra de Jesus
4. Resistência à tentação	**compromisso de fazer tudo o que estiver ao seu alcance para evitar a tentação, a começar pelos controles de seu computador**
5. Responsabilização perante os outros	uma comunidade de cristãos que o faz prestar contas e o apoia em sua luta

Muitas vezes, as pessoas começam e terminam por esse ingrediente. Imaginam-se capazes de derrotar a pornografia colocando controles no computador. Mas descobrem que isso não funciona. Talvez encontrem uma maneira de contorná-los, ou de encontrar pornografia em outro lugar. Talvez percebam que ainda lutam contra imagens do passado ou fantasias sexuais. Resistência não é suficiente. Precisamos dos outros quatro ingredientes. Mas tampouco devemos desprezar a resistência. É uma parte importante da receita e um tema ao longo das Escrituras.

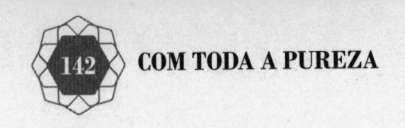

O princípio de José: corra

"Sucedeu que, certo dia, veio ele [José] a casa, para atender aos negócios; e ninguém dos de casa se achava presente. Então, ela [a esposa do senhor] o pegou pelas vestes e lhe disse: Deita-te comigo; ele, porém, deixando as vestes nas mãos dela, saiu, fugindo para fora" (Gn 39.11-12).

A sabedoria do pai: evite

"Agora, pois, filho, dá-me ouvidos e não te desvies das palavras da minha boca. Afasta o teu caminho da mulher adúltera e não te aproximes da porta da sua casa" (Pv 5.7-8).

O conselho do pastor: fuja

"Fugi da impureza. Qualquer outro pecado que uma pessoa cometer é fora do corpo; mas aquele que pratica a imoralidade peca contra o próprio corpo" (1Co 6.18).

Fugir da tentação pode não ser uma solução completa, mas representa um ganho de tempo enquanto lutamos a batalha da fé. Sérgio diz: "Colocar um filtro de internet ajudou, porque eu tenho de desativá-lo se quiser ver alguma coisa. Isso me oferece um obstáculo extra e mais um minuto para refletir. Realmente, só preciso pensar no evangelho, e isso ajuda enormemente".

Aqui estão algumas estratégias testadas para evitar ver imagens sexualmente provocantes:[77]

---

77 Com o avanço da tecnologia, em especial com a inserção do smartphone, novos desafios se apresentaram. Alguns dispositivos possuem ferramentas que restringem conteúdo inapropriado ou que limitam o acesso à certos aplicativos em determinado horário.

- Instale um filtro de internet e software de prestação de contas, como Covenant Eyes ou x3church.com.
- Cancele o cartão de aluguel de filmes ou deixe-o com sua esposa.
- Deixe um amigo cristão verificar o disco rígido de seu computador e seu celular.
- Defina um versículo apropriado ou uma imagem de sua família como papel de parede como um lembrete do que importa.
- Aprenda a ficar sem acesso à internet ou acesse a internet apenas em locais públicos
- Coloque o acesso à internet em um local público da casa.
- Nunca tenha televisão ou computador no quarto.
- Se seu cônjuge costuma estar fora uma noite da semana, encontre uma atividade que você possa realizar regularmente nessa noite.
- Tenha estratégias de distração ao alcance — leia um bom livro, assista a esportes ou a um filme quando se sentir tentado.
- Vá para a cama no mesmo horário das outras pessoas na casa.
- Não fique vendo televisão de madrugada — ajuste um timer na televisão que a desligue às 22h30.
- Cancele catálogos com seções de lingerie e moda praia.

O cerne da estratégia é impedir que você esteja sozinho a um clique de distância da pornografia. (N. E.)

- Evite lojas ou locais que despertem tentações.
- Recuse-se a participar quando os colegas trocarem piadas grosseiras ou comentarem a aparência física das mulheres.

Nada disso é um preço alto demais a pagar; não quando a glória eterna está em jogo. Jó disse: "Fiz aliança com meus olhos; como, pois, os fixaria eu numa donzela?" (Jó 31.1).

O software de prestação de contas parece funcionar melhor do que o software de filtro. O software de filtro bloqueia sites pornográficos. Mas as pessoas geralmente encontram maneiras de contornar isso e, se o fazem, sabem que estão impunes. O software de prestação de contas informa um parceiro se você acessar sites pornográficos. Sem dúvida, existem sites que o programa não detecta, mas você não fica sabendo quando isso ocorre. Portanto, suas chances de ver pornografia sem que *nada* seja registrado por seu parceiro de responsabilização são muito pequenas.

Você também pode desenvolver táticas de enfrentamento ao enfrentar os "gatilhos" da pornografia. Se você sentir inclinação após uma atividade específica (como o clímax dos projetos de trabalho ou da pregação), marque para ir ao cinema com um amigo. Se você vai ficar sozinho durante um fim de semana, preencha seu tempo com atividades, de preferência envolvendo outras pessoas. Certifique-se de descansar bastante. Rodrigo diz: "Uma estratégia fundamental é evitar condições em que eu estaria inclinado a ver pornografia: uma agenda de trabalho e família mais equilibrada mantém o estresse e o tédio em níveis aceitáveis; a leitura disciplinada das Escrituras, a solidão e a oração me ajudam a recuperar o equilíbrio".

DEZ ARMAS NA BATALHA CONTRA A PORNOGRAFIA

Deus nos deu "meios de graça" para combater a pornografia, reforçando a fé nas promessas e na glória de Deus.

1. A palavra de Deus

Boa parte da linguagem e da imagem fálicas consiste em empunhar uma arma. Essa é a chave para o modo como a pornografia funciona como substituto de potência, juventude e poder — um substituto patético. A ideia de que um inimigo possa tremer porque alguém mexe em sua genitália é ridícula. Vamos ver além da pornografia. Patético.

Mas a palavra de Deus não é patética. É uma espada poderosa, a espada da verdade. É uma arma que pode demolir fortalezas e destruir a altivez (2Co 10.4-5). Da próxima vez que você se sentir tentado a recorrer à pornografia para obter potência, recorra a Efésios 6. Vista-se com a armadura de Deus. "Memorizar as Escrituras provou-se útil", diz Roberto. "Conforme eu me lembro e me deleito com a verdade, os sussurros vazios da falsidade desaparecem." Walter diz: "Em termos de minhas lutas mentais com imagens e cenários sexuais, considero a rotina de um tempo diário de quietude, sermões e comunhão muito útil. Isso significa colocar nossos olhos nas coisas divinas."

Tenha cuidado com seu relacionamento com as Escrituras. É possível ler a Bíblia, estudá-la, aplicar princípios hermenêuticos e exegéticos corretos, ler comentários sadios, explorar o significado das línguas originais — tudo com a intenção de dominar as Escrituras ou parecer sábio. Você se imagina discursando acerca daquela passagem para seu grupo de estudo. Torna-se um exercício de orgulho. Lembre-se da maneira como a pornografia estimula o orgulho e o orgulho estimula a pornografia. Usuários regulares de pornografia podem estudar a Bíblia e ficar mais orgulhosos como resultado.

Ouça Deus. "O homem para quem olharei é este: o aflito e abatido de espírito e que treme da minha palavra" (Is 66.2). Este é o princípio hermenêutico central da Bíblia: tremer diante da palavra de Deus. Por favor, estude a palavra de Deus. Mas sempre, sempre, verifique seu coração. Você está lendo para dominar a palavra de Deus ou para ser dominado por ela? Ler a palavra de Deus o deixa orgulhoso ou humilde? Você procura as Escrituras para impressionar os outros ou as Escrituras sondam seu coração? Você estremece enquanto lê?

2. Oração

Paulo conclui sua discussão sobre armadura espiritual com as seguintes palavras: "orando em todo tempo no Espírito e para isto vigiando com toda perseverança e súplica por todos os santos" (Ef 6.18). Não podemos mudar por conta própria; precisamos desesperadamente da ajuda de Deus. A oração está no centro de nossa estratégia de batalha, porque a vitória é de Deus. Em que medida você acredita nisso se refletirá em seu compromisso com a oração. A falta de oração — ou oração que é apenas uma rotina obrigatória — sugere que você acha que, por fim, a mudança depende de você. Mas, se você está desesperado pela ajuda de Deus, então clamará a ele por misericórdia. Ore também pelas pessoas na indústria do sexo, atores pornôs e cineastas. "É difícil apreciar os pecados daqueles por quem você ora", diz Sérgio.

3. Jejum

Jesus diz que aqueles que jejuam para ser vistos pelas pessoas recebem sua recompensa integralmente — a admiração temporária e irrelevante de outras pessoas, sem o favor de Deus. Mas, para aqueles que jejuam em humildade, ele promete uma recompensa (Mt 6.16-18). O que é essa recompensa? Não é uma recompensa que ganhamos através do jejum, como se o jejum fosse algum tipo de ato meritório. Antes, a recompensa é o próprio Deus. "Bem-aventurados os limpos de coração, porque verão a Deus" (Mt 5.8).

O jejum tem um papel particular no combate à tentação sexual. Fome e desejo sexual são ambos apetites corporais. Aprender a controlar nosso apetite por comida nos ajuda a controlar nosso apetite por sexo.

Existem dois perigos associados ao jejum. O primeiro é negar que comida é algo bom. O alimento é um bom presente de Deus e deve ser recebido com prazer e ação de graças (1Tm 4.1-5). O segundo é pensar que podemos conquistar mérito com Deus através da abstinência. O jejum não compra a aprovação de Deus. Não é o fariseu que jejua que vai para casa justificado na parábola que Jesus conta em Lucas 18.12-14, mas o pecador que clama por misericórdia. "Não é a comida que nos recomendará a Deus, pois nada perderemos, se não comermos, e nada ganharemos, se comermos" (1Co 8.8).

Como o jejum não é por si só meritório, não existe um "jeito certo" de jejuar. Mas é bom ater-se ao que você pretende. O corpo sofre com a falta de água muito antes de sofrer com a falta de comida; portanto, você normalmente deve continuar bebendo água durante o jejum. E não exagere após um longo jejum.

Pense em seus heróis esportivos. Os maiores atletas levantam-se antes do amanhecer para treinar e controlam rigidamente sua dieta. Paulo nos exorta a adotar um regime de treinamento espiritual semelhante ao dos atletas:

> Todo atleta em tudo se domina; aqueles, para alcançar uma coroa corruptível; nós, porém, a incorruptível. Assim corro também eu, não sem meta; assim luto, não como desferindo golpes no ar. Mas esmurro o meu corpo e o reduzo à escravidão, para que, tendo pregado a outros, não venha eu mesmo a ser desqualificado. (1Co 9.25-27)

Disciplinamos nosso corpo para controlar nossos apetites corporais em vez de sermos controlados por eles.

4. Comunhão

A Ceia do Senhor é uma arma poderosa na batalha contra pornografia.

Em primeiro lugar, é uma lembrança da cruz e de que somos aceitos por Deus, para que possamos nos aproximar dele sem medo e encontrar ajuda na batalha. O véu do templo foi partido em dois, e nós somos convidados a chegar à mesa de Deus.

Em segundo lugar, é uma espécie de encenação de um banquete de Cristo. Vale a pena considerar por que Jesus não nos deu simplesmente uma fórmula de palavras para lembrar a cruz: "*Diga isso* em memória de mim". O ato de comer o pão e beber o vinho é um símbolo poderoso para encontrar satisfação em Cristo. E trata-se de um lembrete de que Jesus é o pão da vida, aquele que dá a satisfação que a pornografia nunca pode dar.

5. Adoração

Vimos como a pornografia é uma forma de autoadoração. Toda vez que adoramos a Deus, lembramo-nos de que ele é maior e melhor do que qualquer coisa que a pornografia possa oferecer. "Uma das chaves foi saturar meu coração no evangelho e responder com música", diz Renato. "Cantar músicas cristãs ajudou-me a dar grandes passos na batalha contra a pornografia, porque elas envolvem minhas emoções, e minhas emoções são o alvo da pornografia".

A condenação de Paulo ao pecado sexual em Efésios 5 termina com estas palavras: "falando entre vós com salmos, entoando e louvando de coração ao Senhor com hinos e cânticos espirituais, dando sempre graças por tudo a nosso Deus e Pai, em nome de nosso Senhor Jesus Cristo" (Ef 5.19-20). Note que falamos *uns aos outros* com salmos, hinos e cânticos espirituais. Cantar não é apenas um ato dirigido a Deus. É uma chamada mútua para encontrar prazer em Deus, e não em outras coisas — coisas como, por exemplo, pornografia.

6. Ação de graças

A lascívia diz: "Eu quero, eu quero". A gratidão diz: "Eu tenho, eu tenho. Tenho muitas coisas boas de Deus". Steve Gallagher diz: "A gratidão apaga o fogo da lascívia. Um espírito grato destrói a paixão pelo sexo, porque cria satisfação dentro do coração do homem [...] Um coração grato é um coração pleno".[78]

Desenvolva algumas disciplinas de gratidão. Talvez você já faça uma oração de agradecimento antes das refeições. Comece ou termine cada dia com ação de graças. Aceite presentes e mimos com ações de graças a Deus. Agradeça antes ou depois do sexo com sua esposa: "Pois tudo que Deus criou é bom, e, recebido com ações de graças, nada é recusável, porque, pela palavra de Deus e pela oração, é santificado" (1Tm 4.4-5). Sua sexualidade corrompida é reconsagrada quando você agradece a Deus por ela.

7. Comunidade

Falaremos sobre parcerias e grupos de prestação de contas mais adiante. Mas a comunidade cristã oferece

---

78 Steve Gallagher, *At the altar of sexual idolatry*, p. 37.

outras maneiras de ajudá-lo a evitar pornografia. O tempo ocioso é a oficina do diabo. Portanto, não deixe de passar tempo com outras pessoas. Evite viver sozinho, se isso for possível; divida uma casa. E viva sua vida firmemente conectado à comunidade cristã em geral. David Powlison diz:

> Construir relacionamentos reais de amor com pessoas reais é crucial para a transformação de sua imaginação. Você passou muito tempo em seu mundo de fantasia particular. Está na hora de construir amizades do mesmo sexo com pessoas que lhe cobrarão e se importarão com você. Está na hora de construir relacionamentos fraternos saudáveis com o sexo oposto. Deixe seu mundo fictício de relacionamentos falsos e, se você é homem, comece a ver as mulheres como suas irmãs, como pessoas a serem protegidas, e não como presas em potencial.[79]

8. Serviço

O que Davi estava fazendo quando viu Bate-Seba tomando banho? Ou melhor, a questão é: o que ele *não* estava fazendo? Era o "tempo em que os reis costumam sair para a guerra" (2Sm 11.1). Ele estava negligenciando seu dever. O serviço preenche nosso tempo com atividades que nos distraem. E o mais importante: servir aos outros e assumir responsabilidades impedem que você se volte para si mesmo. A vida deixa de ser "sobre mim mesmo". Quando Paulo diz às

---

[79] David Powlison, *Breaking pornography addiction*. Disponível on-line em: www.ccef.org.

pessoas para não roubarem, também ordena que trabalhem arduamente para ajudar os pobres (Ef 4.28). "Roubar envolve grande quantidade de adrenalina." "Em que você está canalizando suas energias? [...] A vida não é atenuar e reprimir sua força vital dada por Deus. Trata-se de canalizá-la, focalizá-la e liberá-la em algo belo, algo puro, verdadeiro e bom, algo que conecte você a Deus, aos outros e ao mundo."[80]

9. Sofrimento

O sofrimento não é algo que podemos escolher como um meio de graça, mas é algo que podemos escolher *interpretar* como um meio de graça. Pedro diz a seus leitores que "várias provações" vieram "para que, uma vez confirmado o valor da vossa fé, muito mais preciosa do que o ouro perecível, mesmo apurado por fogo, redunde em louvor, glória e honra na revelação de Jesus Cristo" (1Pe 1.7). Deus envia provações às nossas vidas para refinar nossa fé. Esse não é um processo automático. O sofrimento pode nos amargurar — podemos usá-lo para justificar a fuga para a pornografia. Mas também podemos optar por deixar o sofrimento reorientar nossa atenção para Cristo. Quando algumas das coisas boas deste mundo são tiradas de nós, podemos optar por encontrar prazer em Cristo; podemos optar por dizer que ele é suficiente.

10. Esperança

Em sua primeira carta, Pedro continua: "Jesus Cristo; a quem, não havendo visto, amais; no qual, não vendo

---

[80] Rob Bell, *Sex God*, pp. 81-84.

agora, mas crendo, exultais com alegria indizível e cheia de glória, obtendo o fim da vossa fé: a salvação da vossa alma" (1Pe 1.7-9). Pedro já havia lembrado seus leitores de nossa "viva esperança, mediante a ressurreição de Jesus Cristo dentre os mortos" e de nossa "herança incorruptível, sem mácula, imarcescível, reservada nos céus para vós outros" (vv. 3, 4). Não vemos Jesus agora. Por outro lado, a pornografia é bastante visível. Mas cremos em Jesus, alegramo-nos na esperança e esperamos o dia em que o veremos. Então, estamos cheios de "alegria indizível e cheia de glória". Essa é a alegria que afasta o desejo de pornografia. Precisamos cultivar o hábito de meditar na vida futura. A pornografia é visível, mas seus prazeres são temporários. Podemos não ver Cristo agora, mas sua glória é eterna.

COMPANHEIROS NA BATALHA DA FÉ

Roberto dirige um grupo para homens que lutam contra pornografia. "A exposição é, sem dúvida, o primeiro passo para as pessoas", disse-me ele. "Acho que você não consegue fazer isso sozinho, é muito mais difícil." Steve Gallagher concorda: "Se você quer ficar preso no seu pecado, confesse-o apenas a Deus. Se você quiser superá-lo, confesse-o a outra pessoa!"[81]

Repetidas vezes, as pessoas que superaram a pornografia testemunham a importância da prestação de contas:

---

[81] David White, "Living in the light: a redemptive response to sexual sin". Disponível em: harvestusa.org, 2006.

Tem sido uma longa batalha e, graças aos amigos cristãos da minha idade que também lutaram, eu consegui diminuir o vício. Como em qualquer vício, há recaídas, mas agora elas demoram semanas.

Quando fiquei noivo, confessei o poder que o vício tinha sobre mim. Inicialmente, minha noiva ficou arrasada e foi muito dura a esse respeito. Mas a honestidade acabou sendo muito boa para a prestação de contas e nunca mais acessei deliberadamente pornografia na internet.

"Tenho prestação de contas semanal e confissão aberta e honesta com meus colegas de quarto", diz Júlio. "Boa parte do poder da vergonha e da culpa é destruída quando somos expostos à luz." Isso é uma alusão a João 3.19-21, quando Nicodemos vai até Jesus à noite. Jesus diz:

> O julgamento é este: que a luz veio ao mundo, e os homens amaram mais as trevas do que a luz; porque as suas obras eram más. Pois todo aquele que pratica o mal aborrece a luz e não se chega para a luz, a fim de não serem arguidas as suas obras. Quem pratica a verdade aproxima-se da luz, a fim de que as suas obras sejam manifestas, porque feitas em Deus.

A luz veio ao mundo na pessoa de Jesus (Jo 1.1-9). Jesus é a luz (8.12), revelando a verdade sobre Deus. Mas, ainda assim, "se alguém não nascer de novo, não pode ver o reino de Deus" (Jo 3.3). Por que as pessoas não puderam "ver" o reino de Deus quando Jesus veio ao mundo? A primeira razão é que as pessoas amam as trevas (v. 19). Elas não querem abandonar seus pecados e se submeter a Jesus. Segundo, as pessoas temem a exposição (v. 20). Elas não querem reconhecer seu pecado e admitir a necessidade de um Salvador.

Nicodemos vai a Jesus à noite porque ele também teme a exposição. Ele não quer admitir seu interesse em Jesus. Jesus diz que todos nós somos assim; não queremos admitir nossa necessidade. Preferimos andar na escuridão a ser expostos pela luz. Nicodemos chega à noite e pergunta: "Por que não consigo ver?"! Ele é uma ilustração de sua própria pergunta. Por trás de todas as razões que damos por não conhecer a Deus, está o fato de não admitirmos nossa necessidade nem submetermos nossas vidas. Mas o Espírito de Deus dá novo nascimento (vv. 3, 5), para que possamos ver o reino de Deus e viver na luz. E "quem pratica a verdade aproxima-se da luz, a fim de que as suas obras sejam manifestas, porque feitas em Deus" (v. 21).

Um passo importante é trazer sua pornografia à luz, confessando seu pecado a outra pessoa; não viver mais com o medo da exposição, não se esconder mais de Deus e de seu povo, não mais fingir que consegue vencer esse pecado por conta própria.

Nosso principal ingrediente final na batalha contra a pornografia é este: *responsabilização perante os outros — uma comunidade de cristãos que o responsabilizam e o apoiam em sua luta.*

Então, o que impede você de confessar a outra pessoa?

Tabela 6

1. Repulsa à pornografia	ódio à pornografia em si (não apenas à vergonha que traz consigo) e desejo de mudança
2. Reverência a Deus	desejo por Deus, decorrente da confiança de que ele oferece mais que a pornografia
3. Repouso na graça	segurança de que você é amado por Deus e justificado por Deus pela fé na obra de Jesus
4. Resistência à tentação	compromisso de fazer tudo o que estiver ao seu alcance para evitar a tentação, a começar pelos controles de seu computador
5. Responsabilização perante os outros	uma comunidade de cristãos que o faz prestar contas e o apoia em sua luta

O QUE VOCÊ VALORIZA MAIS: SUA SANTIDADE OU SUA REPUTAÇÃO?

"Minha reputação será despedaçada"; "O que as pessoas vão dizer?"; "Meu ministério estará acabado"; se é isso que você diz, a reputação e o ministério se tornaram ídolos para você. Se eles o impedem de lidar com o pecado em sua vida, é porque se tornaram importantes demais. Eles importam mais do que sua santidade e a glória de Deus. E isso é a definição de idolatria, a fonte de todo pecado. Se você não buscar a prestação de contas, amará sua reputação mais do que a glória de Deus; ou você confia em si mesmo mais do que em Deus (ou ambos).

Você pode dizer que confessar a outra pessoa é desnecessário porque já confessou seu pecado a Deus. E, sim, é verdade que Jesus é nosso único mediador.

Mas também é verdade que Jesus nos deu a comunidade cristã para nos ajudar a viver para ele. Então, pergunte a si mesmo: por que você se sente bem em confessar seu pecado a Deus, mas não a um ser humano? Será que você tem medo da opinião alheia? Pense nisso por um momento. Você está mais preocupado com a opinião de um ser humano do que com a opinião de Deus. Você teme mais os homens do que a Deus. Repetidas vezes, a Bíblia nos encoraja a ajudar uns aos outros a andar em santidade. Por que você está rejeitando essa ajuda? Porque a aprovação de outras pessoas é mais importante para você do que vencer seu pecado. Ser considerado santo é mais importante do que, de fato, ser santo. "Ouvi pessoas me dizerem muitas vezes", diz Steve Gallagher, "que não têm a quem confessar. O que elas realmente estavam dizendo é que não estavam desesperadas o suficiente para procurar alguém que pudesse ajudá-las."[82]

É por isso que confessar a outra pessoa é tão importante. É um ato que sinaliza e reforça seu compromisso real com a pureza. "O que encobre as suas transgressões jamais prosperará; mas o que as confessa e deixa alcançará misericórdia" (Pv 28.13). David White, da Harvest USA, diz:

> Cada indivíduo que vem para a Harvest USA é diferente. As histórias, experiências de vida, especificidades de seus pecados e tentações etc. são bastante divergentes e requerem atenção particular. Em resumo, não existem

---
82 Steve Gallagher, *At the altar of sexual idolatry*, pp. 75-76.

muitos universais — a cura ocorre de maneiras específicas, tão diversas quanto nossa miséria pessoal. Em seis anos no ministério, há apenas uma coisa que claramente é universal: aqueles comprometidos com a honestidade implacável vencem consistentemente seus pecados e fazem grandes progressos em santidade. Em contraste, nunca encontrei um indivíduo que vencesse as lutas sexuais sem estar disposto a trazer o pecado completamente à luz, com um número cada vez maior de indivíduos. Aqueles que recusam esse caminho de honestidade implacável permanecem presos em seu pecado ou retornam a ele após um curto período de abstinência cheia de tensão.[83]

Seja discreto ao contar às pessoas. Costumo dizer aos líderes: "Diga a todos que você tem problemas; diga a algumas pessoas quais são seus problemas". Dizer a todos não será útil, especialmente quando se trata de pornografia. Algumas pessoas podem optar por interpretar sua confissão como uma desculpa para elas mesmas usarem. Por isso, confie em pessoas maduras e piedosas. Não escolha pessoas a quem você possa manipular.

CONTANDO À SUA ESPOSA

Conte à sua esposa ou namorada. "Confessar tudo à minha esposa", diz José, "foi muito eficaz para eu interromper o consumo de pornografia na internet".

---

[83] David White, "Living in the light".

Você pode dizer: "Mas eu não quero magoá-la". Então, por que você está vendo pornografia? Suspeito que a realidade é que você não quer se envergonhar diante dela ou correr o risco de ser rejeitado. Mas você deve contar a ela. Você já está magoando-a.

Não revele à sua esposa todos os detalhes. Você precisa ser claro sobre o que fez, para que ela possa oferecer perdão e ajudá-lo em sua luta presente. Diga a ela *claramente* o que você fez *de maneira geral*. Você pode dizer algo como: "Assisti a pornografia na internet várias vezes por mês nos últimos dois anos". Mas não há necessidade de descrever as coisas específicas que você viu ou fez. E conte tudo a ela de uma vez. Evite a tentação de contar algumas coisas agora e outras depois, depois que ela se acostumar com a ideia. Isso só criará desconfiança em sua mente. Ela começará a se perguntar o que mais você não contou a ela.

Sua esposa pode pensar que é culpa dela: "Se eu o amasse mais ou melhor", talvez ela pense; "Se ao menos eu tivesse feito mais sexo com ele". Você precisará explicar como acha que a pornografia funciona para você — que falta ela satisfaz —, para que ela perceba que não se trata apenas de sexo. Acima de tudo, assuma a responsabilidade por seu problema; não repasse essa responsabilidade sutilmente a ela. Aqui está o conselho de Marcelo:

> Se você é casado, meu conselho número um é que você deve contar à sua esposa. Considere desta maneira. Aquilo com que você está envolvido agora está destruindo seu

casamento lenta, silenciosamente e aos poucos. Eu estava apavorado de contar à minha esposa; a vergonha, o constrangimento. E as crianças? E se ela não gostar mais de mim? Mas, honestamente, foi a melhor coisa que eu poderia ter feito. Agora, sinto que um segredo sombrio que estava corroendo nosso casamento foi exposto à luz do dia e perdeu seu poder. Tem sido um período incrivelmente difícil e estressante, mas eu me sinto mais forte e mais seguro em meu casamento, e mais forte e mais corajoso em meu serviço a Deus do que nunca.

AJUDA MÚTUA PARA MUDAR

Nem sempre é fácil encontrar prestação de contas! "Responsabilização? Ah! Onde existe isso por aqui?", escreve César. Outros concordam. "Não consigo encontrar responsabilização — absolutamente nenhuma! Segundo minha experiência, nunca se fala em pornografia em nenhum contexto cristão"; "Quando conversei com amigos a esse respeito, eles não entendiam o problema ou estavam em uma situação pior que eu".

Deixe-me falar mais diretamente para aqueles que ajudam outras pessoas que lutam contra pornografia. Você pode estar em ambas as categorias: lutando contra pornografia e também ajudando outras pessoas, em uma parceria de apoio mútuo.

Uma cultura de graça

Temos um problema cultural em muitos círculos de igrejas. "Eu preciso desesperadamente de ajuda", diz Bruno, "mas tenho medo de perder minha esposa e meu ministério". Geraldo expõe isso da seguinte forma:

> Raramente existe um lugar onde os homens sentem que podem confessar e ser tratados adequadamente. Eu sabia que outros homens no seminário passavam por dificuldades, mas nenhum de nós conversava a respeito, porque seríamos colocados de lado em vez de caminharmos em um relacionamento para vencer essa luta. As igrejas precisam esforçar-se mais para serem comunidades de graça. Caso contrário, o pecado permanece escondido, cresce, se propaga e destrói a bela noiva de Cristo.

Precisamos oferecer uns aos outros uma graça verdadeira. Não deixe as pessoas em seus pecados. Demonstre graça a elas pela maneira como você mostra aceitação e amor. Antônio escreve: "Você não precisa ter visto pornografia para se identificar com as pessoas; precisa apenas estar ciente de seus próprios pecados profundamente enraizados e da incrível graça de Deus que o alcança, mesmo assim. Aí está a chave para se aproximar da pessoa que luta contra pornografia. Seja presente, seja sensível, seja forte quando se mostrar necessário, porém, mais do que tudo, esteja lá".

Acima de tudo, direcione as pessoas para o Deus da graça. Dê esperança a elas. Liberte-as. Ninguém deve sentir-se condenado, porque não há condenação para aqueles que estão em Cristo Jesus. "Se alguém está confiando em você", diz Alessandro, "*por favor*, não diga 'Você está fazendo *o quê?*', nem fuja para longe! Essa pessoa deu um grande passo ao contar a você, e você tem a responsabilidade de incentivá-la a levar essa área de sua vida a Deus — e, então, a alegria de ver o poder transformador de Deus em ação."

Com frequência, nossas igrejas têm uma cultura de desempenho em vez de uma cultura de graça. Nossas reuniões são conquistas, nosso ministério é profissional, nossas apresentações são perfeitas. Esse é um ambiente difícil para um usuário de pornografia, pois dificulta a abertura. Além disso, pornografia é sobre desempenho. E, se você não sente que está à altura da cultura de performance, a pornografia será uma alternativa tentadora, um mundo no qual você sempre está à altura. "A confissão foi muito difícil no início por causa da mentalidade de desempenho que experimentava na igreja. Não era legal ser visto como alguém que tem problemas. Então, resolvi lidar com as coisas sozinho."

Dietrich Bonhoeffer diz:

> É possível que os cristãos permaneçam sozinhos, apesar do culto diário juntos, de orarem juntos e de toda a comunidade por meio do serviço — que o estabelecimento de uma comunidade não ocorra exatamente porque eles desfrutam a comunidade uns com os outros como crentes piedosos, mas não como aqueles que precisam de piedade, como pecadores. Pois a comunidade piedosa não permite que ninguém seja pecador. Logo, todos têm

de esconder seus pecados de si mesmos e da comunidade. Não temos permissão para ser pecadores.[84]

Há uma boa chance de que, quando você finalmente confessar a outra pessoa, ela possa estar passando pelo mesmo problema. Você ainda pode cobrar responsabilização, mesmo que continue em sua luta contra pornografia. Não espere ser perfeito para ajudar os outros! Isso não é apenas impossível de ser alcançado; as pessoas "perfeitas" tendem a testemunhar suas próprias boas obras, e não a graça de Deus.

Uma cultura de confronto

> Contei aos outros sobre meu vício. Foi um pedido de ajuda. Mas ninguém realmente parece querer continuar vigiando.
>
> A prestação de contas tem sido realmente útil, mas eu gostaria que eles me procurassem com mais frequência e apenas perguntassem regularmente: "Você assistiu a pornografia recentemente?"
>
> A prestação de contas não resultou em nada, na verdade. Já contei a outros homens em vários momentos e sempre concordamos em nos cobrar mutuamente, mas isso nunca aconteceu. Acho que, mesmo quando temos permissão, homens não gostam de perguntar.

---

84 Dietrich Bonhoeffer, *Life together: Prayerbook of the Bible, Works* vol. 5 (Fortress, 2005), p. 108.

Ofereça graça, mas não ofereça graça barata. Como revelam as citações acima, as pessoas que lutam contra pornografia muitas vezes estão desesperadas por alguém que seja duro com elas; que diga as coisas como elas são. "Acho que a cobrança de responsabilização cristã fora do meu relacionamento com minha esposa é uma piada", diz Alex. Confessei meu pecado a todas as comunidades cristãs com as quais me envolvi. A maioria leva a sério, mas não tem ideia do que fazer a partir daí. Geralmente oram por mim e, em seguida, o assunto é esquecido."

As pessoas muitas vezes confessam, mas depois suavizam sua confissão, subestimando ou justificando seus pecados. Portanto, sejam duros uns com os outros. Um líder de um grupo de prestação de contas descobriu que o grupo fazia as pessoas se sentirem em melhores condições. Poderiam estar lutando contra pornografia, eles pensavam, mas estavam em um grupo, então pelo menos estavam lidando com o problema. Essas pessoas podiam pensar em si mesmas como viciadas em pornografia "em recuperação". Ele, então, percebeu que precisava ser mais assertivo e confrontador. Todos deviam sair das reuniões motivados a lutar contra a tentação. Fernando diz: "Eu uso software de responsabilização. Tem sido uma grande ajuda, mas apenas porque a pessoa que recebe meus relatórios responde adequadamente — firme, mas com graça."

Dicas para responsabilização mútua e um grupo de prestação de contas

Reúna um grupo relacionado a pornografia apenas por um período limitado de tempo. Caso contrário, estar no grupo incentivará as pessoas a se identificarem por causa de seus pecados, mantendo o fracasso para sempre diante de seus olhos. Precisamos definir a nós mesmos não como viciados em pornografia ou mesmo ex-usuários de pornografia, mas como santos, filhos de Deus, irmãos nas batalhas.

Uma alternativa melhor é estabelecer um grupo de prestação de contas que não seja definido como um grupo sobre pornografia. Convide todos a identificar a principal luta atual, para que o grupo não seja um grupo de pornografia, mas alguém com dificuldades com a pornografia que possa encontrar responsabilização e apoio. Ademais, a pornografia é sempre um sintoma de questões mais profundas. É sobre lascívia, mas também sobre raiva, intimidade, controle, medo, fuga e assim por diante. Muitos desses problemas aparecerão em outras áreas da vida de uma pessoa. Em um grupo com um escopo mais amplo, pode ser mais fácil identificar essas conexões.

Pode ser útil desenvolver alguma conexão masculina e linguagem masculina. (Não estou falando de abraços em grupo!) Muitos homens não querem ficar conversando sobre seus sentimentos, mas anseiam por companheirismo. Jonathan Dobson defende "clubes de luta": "grupos simples em duplas ou trios que se reúnem regularmente para se ajudar mutuamente a vencer a carne e a crer nas promessas de Deus". As três regras do clube da luta são: 1) Conheça seu pecado. 2) Lute contra seu pecado. 3) Confie em seu Salvador.[85]

---

85 Jonathan Dobson, *Fight Clubs: Gospel-centred discipleship* (The Resurgence, 2009), p. 44.

Os homens também querem trabalhar com outros homens em prol de um objetivo em comum. Ao ouvir histórias durante o sexagésimo quinto aniversário dos desembarques na Normandia, fiquei impressionado como, apesar do horror da guerra e da perda de colegas, esse foi claramente o destaque na vida de muitos dos envolvidos. Esse foi o momento em que suas vidas tiveram um propósito. Um companheirismo significativo fora forjado na adversidade em comum.

Assim, você pode, por exemplo, expandir as atribuições de seu grupo para incluir a luta conjunta em oração pela missão de sua igreja. Isso cria esse senso de camaradagem e direciona a atenção para longe da preocupação consigo, na direção do serviço aos outros. Você pode tornar uma característica comum de seu grupo a realização de serviços juntos — limpar o jardim de um membro idoso da igreja, decorar uma sala para um casal recém-casado ou organizar um evento no bairro.

É importante *fazer perguntas específicas*. "Como você está?" é simplesmente algo muito vago. Frequentemente, fazemos esse tipo de pergunta porque, na verdade, não queremos ouvir uma resposta honesta; ou não queremos receber de volta uma pergunta específica. Mas perguntas genéricas permitem que as pessoas fujam da responsabilização. Um estudante me disse que uma conversa típica com um rapaz é mais ou menos assim:

Então, como está sua semana?
Ok, melhor que a última, mas não ótima.

Você está lendo sua Bíblia e orando?

Sim, mas realmente isso não parece ajudar muito.

Algo mais acontecendo na sua vida?

Não, você sabe, as mesmas coisas.

O trabalho está indo bem?

Sim, eu gosto bastante...

Assistiu a pornografia esta semana?

Sim, o tempo todo.

E quanto à masturbação?

Sim, não consigo parar.

Ele comenta: "A menos que eu faça a pergunta específica, os caras nunca se abrem". Explore com as pessoas perguntas do tipo "O quê?", "Quando?", "Quanto tempo?" e "Por quê?", mas também tenha cuidado com perguntas que são muito específicas. "Você viu pornografia?" pode provocar a resposta "Não", mesmo que a pessoa tenha assistido a um conteúdo sexual na televisão à noite. Não era tecnicamente rotulado como pornografia, argumentarão, mesmo que tenham assistido por causa do estímulo sexual.

Aqui está um possível conjunto de perguntas de responsabilização:

Desde que nos vimos pela última vez...

- Como Deus tem falado com você? O que Deus tem feito em sua vida?
- Quais tentações você enfrentou e quais pecados você precisa confessar?

- Você lutou contra tentações sexuais, pornografia ou fantasias inadequadas?
- Você cedeu a comportamentos viciantes ou escapismo?
- Algum relacionamento foi prejudicado por seu orgulho, raiva, egoísmo, medo ou falta de perdão?
- Você dedicou tempo à oração e à palavra de Deus?
- Quais oportunidades você teve para glorificar Jesus através de suas palavras ou ações?

Essas perguntas não são todas focadas na pornografia de propósito, de modo que permitam que vocês celebrem o trabalho de Deus na vida um do outro.

Vocês podem concordar com alguns objetivos como um grupo: por exemplo, antes da próxima reunião:[86]

- Não usarei pornografia nem buscarei fantasias sexuais.
- Cultivarei meu amor a Deus todos os dias através de oração e louvor e da Bíblia.
- Se casado, mostrarei apreço à minha esposa e a servirei todos os dias.
- Entrarei em contato com outro membro do grupo para incentivá-lo.

As pessoas geralmente têm mais dificuldades logo após a reunião do grupo, porque é quando falta mais tempo até elas voltarem a ter uma prestação de contas. Portanto,

---

86 Adaptado de Lyndon Bowring et al., *Living Free* (CARE, 2008), p. 51.

talvez vocês precisem acompanhar uns aos outros entre as reuniões. Você pode, por exemplo, enviar uma mensagem perguntando como alguém está. Faça o equivalente a um teste antidoping surpresa!

Faça da confidencialidade sua prática normal, mas não prometa isso. A Bíblia nos adverte a não fazer fofoca (2Co 12.20). "O mexeriqueiro descobre o segredo, mas o fiel de espírito o encobre" (Pv 11.13). Portanto, não conte aos outros o que as pessoas disseram dentro do grupo. Tente ganhar a reputação de ser discreto.

Mas há limites para a confidencialidade. Precisamos dizer a outras pessoas quando há criminalidade envolvida ou onde outras pessoas estão ameaçadas (Lv 5.1). Precisamos envolver outras pessoas quando não há arrependimento (Mt 18.15-17). Preste contas aos líderes de sua igreja por sua conduta e esteja pronto para buscar seus conselhos. Se alguém lhe falar sobre comportamentos ilegais, principalmente se crianças estiverem envolvidas, você tem a obrigação moral e legal de passar essas informações.

Acima de tudo, tenha o foco em Cristo. Seu papel é ajudar outros a confiar em Cristo, e não se tornar uma alternativa a Cristo. Portanto, tenha cuidado com a dependência emocional. Explore os detalhes do que alguém está assistindo apenas onde isso ajuda a identificar as verdades libertadoras sobre Deus que vão contrapor o modo como a pornografia funciona para essa pessoa. Não queira apenas satisfazer sua curiosidade; isso não é bom para ninguém.

Tenha o foco no evangelho, nas boas-novas. Os grupos de responsabilização facilmente se voltam para o legalismo, no qual nos convencemos mutuamente à conformidade religiosa. As pessoas podem acabar lutando contra o pecado porque temem a desaprovação do grupo, e não porque amam a Cristo. Nossa mensagem, todas as vezes, não deve ser simplesmente "Você não deve usar pornografia", mas "Você não precisa usar pornografia, pois Deus oferece mais".

Não desista da prestação de contas, esteja você procurando por ela ou fornecendo-a. Às vezes pode ser difícil encontrá-la e difícil sustentá-la. Mas é um ingrediente essencial. Ganhe esperança com estas histórias:

> A prestação de contas tem sido uma grande ajuda. Contei a outro cristão cerca de um ano atrás e foi quando tudo mudou, realmente. Outros cristãos reagiram com graça, discrição e apoio.

> A prestação de contas tem sido irregular, mas é a ferramenta mais eficaz que Deus usou para me mudar. A confissão sempre foi mútua, em duplas ou trios, e a resposta tem sido de incentivo e apoio mútuos.

> Tenho três parceiros de responsabilização muito próximos — não apenas para pornografia, mas para toda a nossa caminhada cristã. Estamos todos nos sessenta e muitos anos, e queremos "terminar bem".

> A prestação de contas teve um papel enorme. Meus colegas de quarto e eu jantamos juntos todos os domingos à noite e "derramamos nosso interior" uns para os

outros, confessando nossos pecados e orando uns pelos outros. Tem sido muito útil.

Qual é a importância da responsabilização? Imensurável! Eu preciso dela! Eu uso software de responsabilização, pois estou sempre na internet. Encontro-me com meu ministro, converso e confesso até as pequenas coisas. O sigilo torna esse vício destruidor.

UMA VIDA INTEIRA DE MUDANÇAS DIÁRIAS

Compreender não é como mudar. Então, é hora de pensar: *o que vou fazer agora? Quais são meus próximos passos?*

Somente os cristãos são livres para não pecar, porque temos novos desejos que nos controlam, vindos de Deus. Mas os antigos desejos e hábitos pecaminosos permanecem; então, a vida cristã é uma batalha, e o campo de batalha é nosso coração. A mudança envolve uma vida inteira de luta diária. "A batalha nunca acaba", diz Cláudio, "então tenha cuidado para não cair".

Mudança diária

"A única coisa que funcionou para mim foi me comprometer a obedecer a Deus um dia de cada vez." Um dia de cada vez. Esse é o conselho de muitas pessoas que lutaram contra pornografia. Os soldados não podem tirar um dia de folga no meio da batalha e você também não. "Entenda que a vitória é diária", diz Roberto. "Esteja atento à tentação o tempo todo e tenha a graça de Deus como fonte constante para lembrá-lo de que você pode alcançar a vitória".

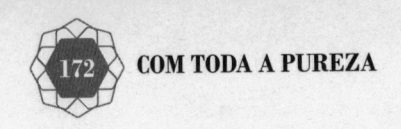

Mudança para a vida toda

Mudar leva uma vida inteira. Isso porque os hábitos do pecado são profundos. Mas também porque Deus quer que aprendamos a profundidade de sua graça. Ele está nos preparando para louvar sua graça por toda a eternidade! Muitas vezes, é difícil, porque ele quer que aprendamos a nos apegar a Cristo — firme, desesperada e humildemente.

"É uma batalha de longo prazo", diz Davi, "e qualquer pensamento de que 'acabou' é uma mentira do inimigo. Pense em pequenos passos que podem ser dados a longo prazo". O conselho de Bruno é semelhante: "Diria que primeiro você precisa reconhecer que será uma batalha para a vida toda. Viva um dia de cada vez".

As pessoas muitas vezes desejam a vitória instantânea — para que a luta desapareça. Mas vitória não é uma vida sem tentação, não nesta vida. Nesta vida, vitória é lutar contra a tentação e escolher constantemente a obediência. E significa escolher a obediência por amor a Jesus, não por medo de ser pego.

Haverá obstáculos. Então, é hora de lutar a luta da fé novamente. É hora de lutar para crer que você é aceito por Deus pela obra de Jesus, para se aproximar dele por perdão e ajuda; hora de crer que Deus lhe deu seu Espírito para transformar sua vida, para que você não perca a esperança e deixe-se afundar novamente no poço da pornografia; hora de crer que a glória de Deus e as promessas de Cristo são maiores, melhores e mais duradouras do que as mentiras da pornografia.

CAPÍTULO 5

LIBERTOS PARA A GLÓRIA DE DEUS

O escritor francês Antoine de Saint-Exupéry disse: "Se você deseja construir um navio, não reúna pessoas para coletar madeira nem lhes atribua tarefas ou trabalho, mas ensine-as a ansiar pela imensidão infinita do mar".[87]

Avisos para não fazer algo raramente são suficientes. Falar às pessoas sobre os perigos do pecado só funciona até certo ponto. O que precisamos é de uma visão da glória de Cristo. Quando desejamos Cristo acima de todas as coisas, então erradicamos o pecado em nossas vidas com entusiasmo. Jesus disse: "O reino dos céus é semelhante a um tesouro oculto no campo, o qual certo homem, tendo-o achado, escondeu. E, transbordante de alegria, vai, vende tudo o que

---

87 Citado em David Powlison, *Breaking pornography addiction*. Disponível on-line em www.ccef.org.

tem e compra aquele campo" (Mt 13.44). *Transbordante de alegria*, esse homem vendeu tudo o que possuía. Em nossa alegria, erradicaremos a pornografia de nossas vidas, na medida em que tivermos uma visão de algo melhor e maior — se tivermos uma visão de um tesouro mais precioso que a pornografia.

Precisamos olhar para além da tela não apenas para ver a feiura da pornografia (como vimos no capítulo 1), mas para obter uma visão bíblica de beleza, sexo, casamento, celibato e, acima de tudo, da glória de Deus.

Nosso primeiro ingrediente-chave na batalha contra a pornografia foi *a repulsa à própria pornografia (não apenas à vergonha que ela traz) e o desejo de mudança*. Aqui está o outro lado desse ingrediente: uma visão de mudança, uma visão de um tipo de vida diferente, uma visão para a glória de Deus.

1. UMA VISÃO BÍBLICA DA BELEZA

Nossa cultura possui um padrão de beleza que é literalmente inatingível. As imagens que alimentam essa visão de beleza são falsas. A estrela de cinema Julianne Moore, em uma entrevista, lembrou-se de uma amiga olhando uma revista de luxo. "Por que eu não sou desse jeito?", exclamou a amiga. Então, ela olhou mais de perto. Era *ela*. Depois de a equipe de maquiagem fazer seu trabalho e o homem da iluminação operar sua mágica, e talvez, acima de tudo, quando a foto foi corrigida com o software mais recente. A imagem não era real."[88] Você não pode parecer-se com as pessoas de

---
88 Julian Hardyman, *Idols* (IVP, 2010).

revistas ou filmes porque *elas* não são assim — não na vida real! E esse não é um processo neutro: é dirigido por interesses comerciais. As mulheres são levadas a se sentir gordas ou feias para que comprem produtos de dieta e beleza.[89]

E não apenas isso; todos somos constantemente convidados a avaliar uns aos outros. As revistas publicam matérias sobre quem se veste melhor ou sobre as celebridades que erraram, apontando suas deficiências. Já vimos que somos convidados a classificar e dar notas às mulheres. Estamos todos em constante estado de avaliação mútua e autoavaliação.

E o que isso faz com todos nós? Segundo pesquisa da Dove, apenas 2% de milhares de mulheres de dez países ao redor do mundo se consideram bonitas. Noções de beleza que são inatingíveis e insustentáveis criam um clima de insatisfação. Nossas parceiras não podem esperar corresponder à expectativa criada na mídia, especialmente à medida que vão envelhecendo.

Nosso ideal de beleza não é apenas inatingível, como também é artificial. Em nossa cultura, estar bronzeado corresponde a um ideal de beleza. Ninguém quer ficar branco e pálido. Mas, no tempo de Salomão, a pele branca era muito valorizada. A jovem em Cântico dos Cânticos diz: "Eu estou morena e formosa [...] Não olheis para o eu estar morena" (1.5-6). Tem a ver com riqueza. Os pobres trabalhavam nos campos, enquanto os ricos descansavam na sombra.

---

89 Veja Joan Jacobs Brumberg, *The body project: an intimate history of american girls* (Random House, 1997); e Naomi Wolf, *The beauty myth: how images of beauty are used against women* (Marrow, 1991), pp. 16–17.

Pele escura significava que você era um trabalhador camponês. Hoje, a pele escura significa que você pode passar férias na praia ou relaxar ao sol. É a mesma coisa com o tamanho do corpo. Os ocidentais valorizam as mulheres magras; os africanos, as mulheres gordas. Então, acrescentamos a moda, um ideal de aparência que muda de estação para estação.

A questão é que nossa ideia de beleza é, em grande medida, moldada pela cultura à nossa volta. Você pode não parecer uma estrela de cinema ou modelo. Mas isso não significa que você não seja bonito ou bonita à sua maneira ou que é indesejável. Seu cônjuge pode não parecer estrela de cinema ou modelo, mas isso não significa que você não possa desejá-lo ou desejá-la.

Imagine um mundo em que nosso senso de beleza não é definido pelo mundo ao nosso redor. Imagine um mundo em que um jovem nunca veja mulheres seminuas e provocantes nos outdoors da cidade e em revistas; em que ele não veja mulheres sendo sexualmente sugestivas, nem sexo simulado em filmes; em que ele nunca tenha visto pornografia na internet, filmes ou revistas; em que ele nunca tenha encontrado mulheres exibindo seus decotes, coxas ou roupas íntimas.

Agora, imagine esse jovem na noite de núpcias. Sua nova esposa vem até ele. Pelos padrões do nosso mundo, ela pode ter um corpo perfeito, ou não. Mas esse não é o nosso mundo, e essa é a primeira vez que nosso jovem vê uma mulher nua. Ele acha que ela é a criatura mais maravilhosa e delicada do planeta. Ele a olha com um desejo inquestionável. Ele a ama com um amor incondicional.

Infelizmente, esse não é nosso mundo e nós não podemos criá-lo. Mas também não precisamos ser passivos. Não precisamos nos conformar a este mundo. Podemos ser transformados pela renovação de nossas mentes (Rm 12.2).

Escolha considerar seu cônjuge belo
Não pense que a passarela e a tela definem a beleza para depois avaliar sua esposa (ou seu marido) segundo esse padrão. Você pode olhar para sua esposa como se ela fosse a única mulher que você já viu.

Eu me pergunto se você já pensou: "Os seios dela são muito pequenos ou muito grandes. Suas pernas são muito grossas ou muito finas. Sua barriga já não é mais reta. Seu rosto está ficando enrugado. Ela já não é mais tão bonita como era antes". Quem disse? Qual é o padrão segundo o qual você decide isso? Sua esposa ou seu marido envelhecerá. E se "ser jovem" é sua definição de beleza, então eles parecerão menos bonitos.

Mas não precisa ser assim. Quem disse que uma barriga reta é o auge da beleza? Por que você não consegue achar curvas atraentes? Quem disse que as rugas são feias? Por que você não consegue achar rugas atraentes? O pastor americano Mark Driscoll escreve:

> Eva pode ter sido bonita ou não, mas, para Adão, ela era gloriosa, pois era tudo o que ele conhecia. Na prática, ele não tinha um padrão de beleza com o qual comparar

sua noiva — ela era seu único padrão de beleza. Na criação, vemos o padrão sábio de que, para todo homem, seu padrão de beleza não deve ser objetificado, mas deve ser simplesmente sua esposa. Isso significa que, se um homem tem uma esposa ruiva, alta e magra, isso é sexy para ele, e se o vizinho tem uma esposa morena, baixa e curvilínea, isso é sexy para ele.

A luxúria pornográfica existe para provocar uma cobiça e uma insatisfação a que nenhuma mulher pode satisfazer, porque não pode ser alta e baixa, magra e curvilínea, negra e branca, jovem e velha, como o harém exposto na pornografia.[90]

A sabedoria diz: "Alegra-te com a mulher da tua mocidade, corça de amores e gazela graciosa. Saciem-te os seus seios em todo o tempo; e embriaga-te sempre com as suas carícias" (Pv 5.18-19). É uma escolha; um mandamento. É sabedoria: considerar sua esposa linda, apreciar seus seios e não desejar que fossem maiores, menores, mais jovens ou os de outra pessoa.

E não é um mandamento difícil. Afinal, é um mandamento para acariciar os seios de sua esposa! É uma ordem para apreciar sua esposa, e — em uma cultura em que escolhemos nossas esposas — não estamos sendo solicitados a considerar como bela uma mulher que achamos feia. O que se pede é que continuemos a considerar bela a mulher que já achamos bela.

---

90 Mark Driscoll, *Porn-Again Christian* (Re:Lit, 2009), p. 5.

Faça seu cônjuge se sentir belo

"Não olheis para o eu estar morena", diz a Amada no Cântico dos Cânticos, "porque o sol me queimou" (1.6). A moça tinha a pele escura em uma época que valorizava a pele clara. Isso porque tinha de trabalhar nas vinhas, razão pela qual não tinha tempo para cuidar de sua aparência ("a vinha que me pertence"). Ela se sente constrangida em comparação com as filhas sofisticadas de Jerusalém, então pede que não olhem para ela.

Compare isso à maneira como ela fala no final do Cântico: "Eu sou um muro, e os meus seios, como as suas torres; sendo eu assim, fui tida por digna da confiança do meu amado" (8.10). Seu amor a faz se sentir bela. Ela deseja seus olhares! Ela estufa o peito para o amante, pois o amor dele a faz sentir-se segura, desejada, desejável. Se seu marido (ou esposa) diz que você é linda, então você é linda aos olhos de todos que importam. "Mas você é tendencioso", sua esposa pode responder quando você diz que ela é linda. Mas os anunciantes também são! Eles querem que ela se sinta feia, para que compre seus produtos.

Eu acredito que as pessoas ficam mais bonitas quando sorriem. Então, quando as pessoas se olham no espelho com olhos autocríticos, não veem a beleza. Mas, quando eu olho minha esposa com amor e ela sorri de volta, ela está linda.

Valorize a beleza interior acima da beleza exterior

"Não seja o adorno da esposa o que é exterior, como frisado de cabelos, adereços de ouro, aparato de vestuário", diz Pedro; "seja, porém, o homem interior do coração, unido ao incorruptível trajo de um espírito manso e tranquilo, que é de grande valor diante de Deus" (1Pe 3.3-4).

A beleza exterior é cara. Mas a beleza interior é preciosa. É algo que o dinheiro não pode comprar. Mesmo quando passa despercebida por outras pessoas, é preciosa aos olhos de Deus. Uma pessoa cuja prioridade é a beleza exterior ficará preocupada consigo mesma: como estou? O que estou comendo? Mas, se sua prioridade é a beleza interior, sua preocupação estará em Deus: o que Deus pensa? O que dará glória a ele? Como posso confiar mais nele? Essa é a beleza que devemos estimar.

Se você é atraído a alguém por sua beleza interior, sempre será atraído por essa pessoa. A beleza externa desaparece (2Co 4.16). Nem mesmo a cirurgia plástica pode impedir o processo de envelhecimento. As coisas começam a cair. As linhas começam a aparecer. Mas a beleza interior não se perde. Não diminui com a idade. De fato, se o Espírito Santo está trabalhando em nossas vidas, a beleza interior cresce. Minha esposa fica mais bonita para mim com o passar do tempo.

Muitos de nós olham para nossos próprios corpos sem misericórdia, ou olham criticamente para os corpos de outras pessoas sem misericórdia. Muito gordo; muito magro; muitas manchas; nariz grande; queixo duplo; seios pequenos. Sem flexibilidade; sem misericórdia. Mas Deus olha para nossos corpos com misericórdia. Paulo diz: "Rogo-vos, pois, irmãos, pelas misericórdias de Deus, que apresenteis o vosso corpo por sacrifício vivo, santo e agradável a Deus, que é o vosso culto racional" (Rm 12.1). Muitos de nós fazemos sacrifícios para obter um corpo perfeito: ficamos sem a comida que amamos; fazemos os exercícios que não gostamos. Queremos corpos de boa aparência que agradem aos homens (ou às mulheres). Com isso, adoramos o deus do sexo, da aprovação ou do prazer. A Bíblia nos chama a um tipo diferente de sacrifício: oferecer nossos corpos a Deus como um ato de adoração a ele.[91] Chama-nos a ter corpos que agradam a Deus; não por causa de sua aparência, mas por causa do que fazem em seu serviço. Essa é a beleza que devemos estimar.

2. UMA VISÃO BÍBLICA DA SEXUALIDADE

"A pornografia afetou a maneira como vejo o sexo e a sexualidade", diz Davi. "Tenho problemas com o conceito bíblico de sexo como um presente dado por Deus para o casamento, e não como um ato pecaminoso em si". "Todas as coisas são puras para os puros", diz Tito 1.15; "todavia, para os impuros e descrentes, nada é puro. Porque tanto a mente como a consciência deles estão corrompidas." Nas mãos da indústria pornô, o sexo se torna essa coisa horrível, feia e corrompida. *Mas*, para os puros, ainda pode ser puro.

Em nossa cultura, sexo é tudo e sexo não é nada. Por um lado, o sexo é tudo em todo lugar. É usado para vender produtos. A mídia fala incessantemente sobre a vida sexual das celebridades. A moda encoraja as pessoas a desfilarem

---

[91] Veja Julian Hardyman, *Idols*.

seus corpos de modo a sinalizar disponibilidade sexual. Ser "esclarecido" sobre sexo em nossa cultura tornou-se um estranho eufemismo invertido para imoralidade.

Mas, se o sexo espalhou-se por toda parte, espalhou-se de forma muito superficial. Perdeu seu significado, seu poder, seu mistério. "Um desejo cada vez maior por um prazer cada vez menor": é assim que C. S. Lewis sugere que o diabo assedia as pessoas com o prazer.[92] E essa é uma descrição do sexo em nossa cultura.

O sexo é a boa criação de Deus

É assim que começa o Cântico dos Cânticos: "Este é o Cântico dos Cânticos, a mais bela das canções de Salomão" (1.1, NTLH). Sob o reinado do rei Salomão, houve um grande período de aprendizado, sabedoria, poesia e literatura. E, de tal era de ouro na história de Israel, essa música é "a mais bela das canções". E quais são as palavras de abertura dessa mais bela canção? "Beija-me" (1.2). E quais são as palavras seguintes? "Com os beijos de tua boca."

O capítulo 3 de Cântico descreve o casamento dos jovens. Ela chega em uma nuvem de perfume (3.6). Ele chega escoltado por seus amigos com grande cerimônia, como se fosse o próprio rei Salomão (3.7–11). E então, no capítulo 4, passamos para a suíte de lua de mel. Com uma poesia intensamente erótica, ele descreve o corpo, os olhos, os cabelos, a boca, o pescoço e os seios dela. "Jardim fechado és tu, minha irmã, noiva minha, manancial recluso, fonte

---

92 C. S. Lewis, *The Screwtape Letters* (Macmillan, 1944), p. 112.

selada" (4.12). Em outras palavras, ela é virgem — um jardim particular no qual ninguém entrou. "Os teus renovos são um pomar de romãs, com frutos excelentes: a hena e o nardo" (4.13). Ele está falando sobre a vagina dela — é o que ela abriga em seus "renovos" —, mas a linguagem é suave e gentil, e não grosseira ou agressiva. Ela responde: "Ah! Venha o meu amado para o seu jardim e coma os seus frutos excelentes!" (4.16). É um convite para entrar nela fisicamente, ter relações sexuais com ela. Antes de se casarem, o refrão era: "não acordeis, nem desperteis o amor, até que este o queira" (2.7; 3.5). A mesma palavra é usada aqui, mas agora é a hora certa. Agora é um convite para fazer amor: acorde, levante-se, entre no seu jardim.

"Já entrei no meu jardim, minha irmã, noiva minha" (5.1). Ninguém havia entrado nela, provado dela, bebido de suas delícias. Mas agora seu amante entra em seu jardim, colhe sua mirra, come seu mel, bebe seu vinho. Existem 111 linhas antes desse versículo e 111 linhas depois dele. Essa é a peça central. Esse é o clímax — em todos os sentidos!

Esse Cântico dos Cânticos, o epítome da sabedoria, tem em seu cerne uma celebração das relações sexuais. Ben Patterson diz: "Sexo é bom porque o Deus que criou o sexo é bom. E Deus é grandemente glorificado quando recebemos seu presente com ações de graças e o desfrutamos da maneira que ele desejou que o desfrutássemos".[93] Pensar negativamente sobre sexo é ingratidão para com Deus.

---

93 Ben Patterson, "'The goodness of sex and the glory of God", em John Piper e Justin Taylor (eds.), *Sex and the supremacy of Christ* (Crossway, 2005), p. 55.

É negar a bondade de Deus. Isso é, de acordo com 1 Timóteo 4.1-5, ensino de demônios!

Nossa sexualidade deveria ser como as Cataratas do Niágara. A rocha restringe a água, forçando-a em uma poderosa torrente. A pornografia faz a sexualidade como o delta do Mississippi. A água ali não é restringida por nada. Está espalhada por uma grande área, rasa e lamacenta. A Bíblia nos dá ressalvas não para nos proteger do sexo, mas para proteger o sexo de nós; não para nos impedir de sermos estragados pelo sexo, mas para impedir que o sexo seja estragado por nós!

Deus criou o mundo a partir de nada além de sua palavra; nada, senão sua imaginação. Ele não estava limitado por seus materiais. O sistema confuso do sexo, com fluidos corporais, hormônios e paixões perigosas, não era apenas o melhor que ele podia fazer naquelas circunstâncias. Deus concebeu em sua mente um mundo perfeito, e era um mundo com sexo. Sexo é bom.

Não apenas isso, mas o Cântico dos Cânticos faz parte do que chamamos de "tradição de sabedoria" da Bíblia. O sexo é bom e é sábio buscar, incentivar e nutrir um relacionamento sexual íntimo e prazeroso.

O sexo é um ato de unificação

Então, para que serve o sexo? É, antes e acima de tudo, um ato de unificação, unindo duas pessoas em uma só carne. O sexo é projetado por Deus para completar, cumprir ou unir a companhia do casamento. Por isso, sexo é muito poderoso. Não é simplesmente um passatempo agradável;

cria uma nova realidade. O sexo faz duas pessoas se tornarem uma (Gn 2.24). E isso acontece nos níveis mais profundos. Não é apenas um ato físico, mas um ato espiritual.

Jesus acrescenta outro nível. Citando Gênesis 2, ele diz: "Por isso, deixará o homem a seu pai e mãe [e unir-se-á a sua mulher], e, com sua mulher, serão os dois uma só carne. De modo que já não são dois, mas uma só carne. Portanto, o que Deus ajuntou não separe o homem" (Mc 10.7-9). Quem une as pessoas através do sexo? Não apenas o homem e a mulher envolvidos, mas também o próprio Deus. Quando um casal faz sexo, Deus está trabalhando, unindo os parceiros, tornando-os uma só carne.

Portanto, o sexo não é apenas para atender às satisfações físicas ou para obter prazer físico. O sexo liga você à sua parceira, e esse vínculo é tão duradouro quanto o túmulo (Ct 8.6-7). Você não pode desatar os laços criados pelo sexo, tanto quanto não pode trazer as pessoas de volta da sepultura. Os sentimentos que o sexo gera não podem ser apagados nem mesmo por muitas águas.

É por isso que a pornografia (ao lado do sexo fora do casamento) é uma farsa, uma ficção, uma mentira. Você não pode "experimentar" o sexo, assim como não pode "experimentar" o nascimento. O próprio ato produz uma nova realidade que não pode ser desfeita.

Sexo é um ato de revelação

"Conhecer" na Bíblia é uma metáfora para o sexo. Isso não é porque os escritores fossem tímidos, mas porque sexo é realmente conhecer. Gênesis 2.24-25 diz: "Por isso, deixa o homem pai e mãe e se une à sua mulher, tornando-se os dois uma só carne. Ora, um e outro, o homem e sua mulher, estavam nus e não se envergonhavam". Por que Adão e Eva não se envergonhavam? O versículo 24 sugere que era porque eles estavam nus no contexto do amor da aliança. Eles se sentiam livres para se revelar porque estavam confiantes de que sua abertura seria recebida com amor.

Mas o que acontece quando o pecado entra na situação? "Abriram-se, então, os olhos de ambos; e, percebendo que estavam nus, coseram folhas de figueira e fizeram cintas para si" (3.7).

Primeiro, eles sentiram *vergonha* por causa do medo um do outro. Quando você tira a roupa, fica vulnerável a piadas, comentários rudes e desprezo; fica vulnerável a agressão, mágoa e violação. No contexto do amor da aliança, isso não é um problema. Você confia que a outra pessoa não vai feri-lo porque prometeu amar você. E nós vislumbramos isso no casamento: nesse contexto, as pessoas podem ficar nuas sem medo.

Mas, agora, Adão e Eva passaram a ser violadores da aliança. Eles quebraram sua aliança com Deus e rejeitaram seu amor. Então, agora eles não têm confiança de que o outro será fiel à aliança de amor. Eles não podem ter certeza de que o outro não explorará ou abusará de sua nudez. O instinto deles agora é se cobrir. O sexo funciona de verdade apenas no contexto do amor da aliança.

Segundo, a razão dessa vergonha é que Adão e Eva agora têm algo a esconder. Quando você remove suas roupas, expõe não apenas seu corpo, mas também seu coração. Antes da queda no pecado, Adão e Eva não tinham nada a esconder. Mas agora cobrem seus corpos como um sinal de que o pecado envergonhou seus corações. É por isso que nudez, naturismo, exibicionismo e afins estão todos errados; representam a negação de que temos motivo para sentir vergonha; a negação de que alguma coisa mudou; a negação de nosso pecado.

A boa notícia é que Deus cobre nossa vergonha com roupas. "Fez o SENHOR Deus vestimenta de peles para Adão e sua mulher e os vestiu" (Gn 3.21). E esse ato é um sinal da perfeita justiça de Cristo com a qual Deus cobre nossa vergonha interior.

Ícones sexuais

Nossos ícones sexuais não devem ser rapazes seminus com barriga "tanquinho" ou mulheres com corpo de violão seduzindo de lingerie. Esses ícones são fantasias. As pessoas só têm essa aparência com a ajuda de *Photoshop*. Essas imagens não mostram como as pessoas estão de manhã cedo, muito menos como são seus corações.

Deixe-me sugerir que um "ícone sexual" melhor seria um casal de idosos comemorando seu aniversário de casamento. Essa é a verdade sobre sexo e casamento. Isso é sexo em um contexto que aponta para o significado de sexo e casamento: o amor de Deus por seu povo.

É claro que nenhum de nós pode retirar-se do mundo sexualizado. Aqueles de vocês que usaram pornografia não podem voltar no tempo e recuperar uma visão pré-pornográfica das mulheres. Mas nós *podemos* parar de alimentar uma visão pornográfica das mulheres e do sexo. Podemos começar a substituir uma visão pornográfica por uma visão bíblica. Podemos ser transformados pela renovação de nossas mentes (Rm 12.2). Podemos nunca erradicar completamente nossas memórias da pornografia nesta vida, mas, se pararmos de alimentá-las e as substituirmos por uma visão bíblica, elas desvanecer em segundo plano. Não estamos sozinhos nesse movimento. Deus nos dá seu Espírito Santo para mudar nossos corações e renovar nossa visão. Muitos homens que conheço recuperaram uma visão saudável e íntegra do sexo com a ajuda do Espírito. Ouça o testemunho de André:

> A coisa mais valiosa em minha vida foi pregar sobre Cântico dos Cânticos. Meditar nessas Escrituras, perceber um entendimento bíblico da alegria e prazer em doar-se em uma intimidade sexual pura e piedosa, tornou óbvio como todas as outras perversões eram repugnantes. Foi uma transformação de meu pensamento que precedeu uma mudança em meu comportamento. E não foi apenas perceber o entendimento bíblico da ética sexual, mas ver como ela era, por fim, centrada em Cristo.

3. UMA VISÃO BÍBLICA DO CASAMENTO

Pesquisas após pesquisas mostram que os casados têm uma vida sexual mais ativa e melhor: melhor do que casais que apenas vivem juntos e muito melhor que os solteiros.[94] Isso não nos surpreende: aprender o que agrada a outra pessoa exige tempo, prática e comprometimento. No entanto, nossa cultura retrata quase universalmente o oposto. Nos filmes e programas de televisão, as pessoas solteiras fazem um sexo fantástico, enquanto as casadas fazem sexo sem graça, se é que fazem sexo. Um estudo da Universidade de Chicago descobriu que casais em filmes raramente são retratados tendo uma ótima vida sexual.[95] Com frequência, o casamento é visto como o fim do amor. Temos milhares de músicas sobre paixão e desencanto. Pouquíssimas comemoram permanecer no amor.

Uma das coisas que a pornografia faz é nos fazer pensar que o casamento é para fazer sexo. Mas é o contrário: o sexo é para o casamento. Deus criou o sexo para unir casais em amor e fidelidade conjugal. Precisamos de uma visão maior do casamento.

Uma figura do amor pactual de Deus

A aliança do casamento é um eco do relacionamento pactual de Deus com seu povo (Ez 16.8), e a infidelidade do povo de Deus é descrita como adultério (Os 2.2-13). Mas Deus também promete tomar seu povo como sua esposa novamente (Os 2.14-23; Jr 31.31-32; Ef 5.25-27, 31-32). Assim, a história bíblica termina com um casamento. O novo mundo de Deus é descrito como um banquete de

---

94 Les Parrott, *Crazy good sex*, pp. 73-79.
95 Citado em Les Parrott, *Crazy good sex*, p. 78.

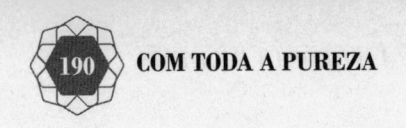

celebração do casamento entre o povo de Deus e o Filho de Deus (Ap 19.9).

A sexualidade e o casamento foram dados por Deus para nos mostrar a natureza de seu amor apaixonado por seu povo. Portanto, qualquer que seja nossa experiência de casamento, do sexo ou da vida de solteiro, nossa sexualidade nos ajuda a entender o relacionamento de Deus com seu povo. Se experimentamos a alegria do casamento, sabemos algo da alegria da companhia de Deus. Se experimentamos a dor de estar solteiro, sabemos alguma coisa da necessidade de Deus que os seres humanos têm. Se experimentamos a dor da traição ou se o sexo está associado em nós a mágoas, sabemos um pouco do santo ciúme de Deus pelo amor de seu povo. Se tivemos alguma experiência de paixão, seja ela correspondida ou não, sabemos algo da paixão de Deus por seu povo.

O casamento é uma aliança de amor

"Aliança" não é uma palavra que usamos com muita frequência. A palavra mais próxima que temos hoje é "contrato". A aliança expressa o sentido de que, no casamento, fazemos promessas solenes e vinculantes. Na maioria das culturas, essas promessas são realmente juridicamente vinculantes. O problema é que "contrato" soa como um negócio! Falta o senso de amor, de relacionamento e de amizade. Por isso "aliança" é uma palavra melhor. Uma aliança é um contrato com amor. A Bíblia tem uma palavra especial para ela: *hesed*, "amor pactual" ou "amor fiel". É usada para descrever a fidelidade humana, mas também para descrever o amor pactual de Deus por seu povo — um amor com o qual ele se comprometeu por meio de sua palavra. Nossa fidelidade no casamento é baseada na fidelidade de Deus para conosco. Ouça Cântico dos Cânticos 8.6-7:

> Põe-me como selo sobre o teu coração, como selo sobre o teu braço, porque o amor é forte como a morte, e duro como a sepultura, o ciúme; as suas brasas são brasas de fogo, são veementes labaredas. As muitas águas não poderiam apagar o amor, nem os rios, afogá-lo; ainda que alguém desse todos os bens da sua casa pelo amor, seria de todo desprezado.

A grandeza do casamento é essa combinação de promessas vinculantes e relacionamento amoroso. É um amor tão forte quanto a morte, mas também é um amor que é selado publicamente (8.6). Há o amor, mas também há um anel de casamento para lembrar os amantes de suas promessas pactuais, pois essas promessas vinculantes protegem o relacionamento amoroso.

Pornografia é fácil. É livre de problemas, e seus prazeres são instantâneos. Casamento é um trabalho árduo. Envolve dois pecadores sendo colocados juntos, bem próximos! Certamente, haverá irritações, conflitos e escolhas difíceis. O amor como ato de vontade faz essas escolhas difíceis. Mas essas escolhas em si criam o amor como afeto. Agora, eu me sinto mais apaixonado por minha esposa do que há vinte anos, quando nos casamos. O sentimento cresceu e se intensificou. E a razão é que, todas as vezes, escolhemos amar um ao outro. O acúmulo dessas escolhas cria um vínculo forte — um vínculo que a pornografia nunca pode replicar ou mesmo imitar.

O casamento é uma aliança de companheirismo

Uma aliança de amor descreve a natureza do casamento. Mas qual é seu propósito? Para que *serve* o casamento?

Alguns cristãos dizem que o objetivo definitivo do casamento é a procriação. Eles enfatizam o mandamento para o primeiro homem e a primeira mulher: "Sede fecundos, multiplicai-vos" (Gn 1.28). E, sim, o casamento é o contexto dado por Deus para a criação de filhos. Mas o casamento é para mais do que procriação. Caso contrário, os casamentos sem filhos seriam menores e os casamentos seriam desnecessários quando as crianças saíssem de casa. O Cântico dos Cânticos, a grande celebração da Bíblia sobre o amor do casamento, nunca menciona filhos. Essa visão também não beneficia as crianças. Se o casamento dos pais gira em torno deles, os filhos crescem pensando que são o centro do mundo.

Outros cristãos dizem que o casamento é para proteção. Eles enfatizam 1 Coríntios 7.9: "é melhor casar do que viver abrasado". Novamente, é verdade que o casamento é o contexto adequado para a sexualidade encontrar expressão na relação sexual. Mas o casamento foi dado antes que a humanidade caísse em pecado. O casamento não é apenas uma forma de conter nossos desejos pecaminosos. Se essa é sua visão sobre casamento, então você, na verdade, não quer uma esposa ou um marido! Você só quer sexo. Não há compromisso real com seu cônjuge, e apenas um compromisso legalista com o casamento. Seu verdadeiro compromisso é com o sexo.

O verdadeiro propósito do casamento é dado em Gênesis 2.18: "Disse mais o Senhor Deus: Não é bom que o homem esteja só; far-lhe-ei uma auxiliadora que lhe seja idônea". O casamento é para companheirismo ("não é bom que o homem esteja só") e para serviço ("far-lhe-ei uma auxiliadora que lhe seja idônea").

Deus declara que a criação é muito boa (Gn 1.31). Mas há uma coisa que não é boa: não é bom o homem ficar sozinho. O casamento foi ideia de Deus. O próprio Deus prepara essa solução para a solidão do homem. O próprio Deus é o primeiro Pai a entregar uma noiva (Gn 2.22).

Em Cântico dos Cânticos 8.10, a mulher diz: "Assim me tornei aos olhos dele como alguém que inspira paz" (NVI). A palavra "paz" é o hebraico *shalom*. Significa descanso e contentamento, totalidade e completude. Em 6.13, ela é sua "Sulamita". Não há nenhum lugar conhecido chamado Sulam. Ele provavelmente quer dizer "sua garota de shalom" ou "sua garota que traz shalom". Ela lhe dá descanso e o torna completo.

Por que uma mulher? Por que não outro homem? A exclamação de alegria de Adão ao ver Eva ("Esta, afinal, é osso dos meus ossos e carne da minha carne") nos lembra que essa companhia se expressa na relação sexual. Somente a sexualidade cria paixão suficiente para ilustrar o amor apaixonado de Deus por seu povo. Somente a amizade não é suficiente para nos ensinar a natureza do relacionamento de Deus com seu povo. Isso requer o êxtase e a paixão do sexo (e, às vezes, a dor e a traição do sexo deturpado).

O casamento é uma aliança de serviço
Gênesis 2.18 sugere um segundo propósito para o casamento: "Disse mais o Senhor Deus: Não é bom que o homem esteja só; far-lhe-ei uma auxiliadora que lhe seja idônea". O casamento não deve ser egoísta e complacente. Nem tudo gira em torno de meus desejos emocionais. O casamento é um contexto no qual podemos expressar nossa necessidade de dar, servir e amar o outro.

Mais do que isso, homem e mulher são parceiros na tarefa que Deus deu à humanidade. A tarefa de ser imagem de Deus, refletindo sua glória, governando a criação e enchendo a terra é dada à humanidade, homem e mulher (Gn 1.26-28). Com a história do pecado e da redenção, a tarefa toma um novo rumo. Envolvemo-nos no trabalho de *re*criação. Trabalhamos juntos para proclamar boas-novas de reconciliação.

Algumas pessoas servirão melhor a Deus na condição de solteiras (Mt 19.12; 1Co 7.32-35). Mas muitos servirão a Deus na parceria do casamento. Se você é casado, seu casamento deve ser uma parceria de serviço. Isso não significa que vocês sempre servirão juntos, mas, sim, que se apoiarão mutuamente em seu serviço a Deus. Seu casamento não lhe pertence; não existe para satisfazer seus desejos sexuais. O casamento é um presente para o serviço, e o sexo é gloriosamente dado para consolidar essa parceria. Mas não deixe o sexo tornar-se o objetivo de seu casamento — caso contrário, a pornografia pode parecer um bom complemento. Seu casamento pertence a Deus. Deve ser oferecido a ele, consagrado para sua glória.

4. UMA VISÃO BÍBLICA DO CELIBATO

Obviamente, uma visão bíblica de sexualidade e casamento é muito boa se você é casado. Mas não parece oferecer muita ajuda para quem é solteiro. Homens casados lutam contra a pornografia tanto quanto homens solteiros, se não mais. Mas as pessoas solteiras ainda anseiam, em geral, por intimidade conjugal e sexual. A pornografia pode parecer um substituto ruim, mas pelo menos é alguma coisa — ou assim pensamos. É muito fácil para aqueles que se sentem "amaldiçoados" com o celibato justificar o uso da pornografia como se fosse algum tipo de compensação.

Precisamos de uma visão bíblica do celibato. As igrejas nem sempre ajudam. Houve um tempo em que a igreja via o casamento como a segunda opção: o topo espiritual eram mosteiros, conventos e um clero celibatário. Hoje, porém, as igrejas evangélicas parecem mais frequentemente ver o celibato como a segunda opção.

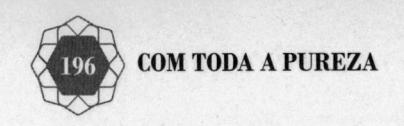

Há fortes razões para o casamento

Em Gênesis 2, vimos que a resposta de Deus à solidão do homem é fazer uma mulher. Homens e mulheres são literalmente feitos para viver juntos em casamento. Assim, no Antigo Testamento, o casamento era visto como a norma.

Mas há outra razão maior pela qual o casamento era a norma no Antigo Testamento. Toda a história da salvação após a rebelião da humanidade começa com o chamado de Deus a Abraão (Gn 12.2-3). Deus promete salvação ao mundo através da descendência de Abraão e promete um nome para Abraão através de sua família.

Essa família tornou-se o povo de Israel. E, em Israel, a descendência importava. Por meio da descendência de Israel, Deus salvaria o mundo. Você tinha um nome entre o povo de Deus e fazia parte do plano de Deus por sua descendência. Então, o rei Saul diz a Davi: "Portanto, jura-me pelo Senhor que não eliminarás a minha descendência, nem desfarás o meu nome da casa de meu pai" (1Sm 24.21). Sob o sistema de casamento de levirato, a esposa de um homem falecido se casaria com seu irmão, e o primeiro filho levaria o nome do morto, de modo que seu nome seguisse adiante. Quando Boaz se casa com a viúva Rute, ele diz: "e também tomo por mulher Rute, a moabita, que foi esposa de Malom, para suscitar o nome deste sobre a sua herança, para que este nome não seja exterminado dentre seus irmãos e da porta da sua cidade; disto sois, hoje, testemunhas" (Rt 4.10).

Ser solteiro era, portanto, uma fonte de tristeza. Quando a filha de Jefté está prestes a morrer, pede dois meses para lamentar não sua morte iminente (como poderíamos imaginar), mas sua virgindade (Jz 11.37). Ela ficará sem descendentes, sem lugar na história de Israel e sem um nome.

Há boas razões para o celibato

Com isso em mente, ouça as palavras de Isaías 54. Isaías falou do Servo de Deus sofrendo no lugar de seu povo: "Mas ele foi traspassado pelas nossas transgressões e moído pelas nossas iniquidades", diz Isaías, falando sobre Jesus (53.5). Agora ele explode:

> Canta alegremente, ó estéril, que não deste à luz; exulta com alegre canto e exclama, tu que não tiveste dores de parto; porque mais são os filhos da mulher solitária do que os filhos da casada, diz o Senhor. Não temas, porque não serás envergonhada; não te envergonhes, porque não sofrerás humilhação; pois te esquecerás da vergonha da tua mocidade e não mais te lembrarás do opróbrio da tua viuvez. Porque o teu Criador é o teu marido; o Senhor dos Exércitos é o seu nome; e o Santo de Israel é o teu Redentor; ele é chamado o Deus de toda a terra. (54.1, 4-5)

Em virtude do que Jesus fará, a mulher solteira e a mulher estéril têm um motivo para cantar. Pois elas terão mais filhos do que a mulher que vive com o marido. A morte de Jesus produzirá "posteridade" e serão "muitos" (53.10-11). Além disso, o próprio Deus será um marido, removendo a vergonha da mulher solteira.

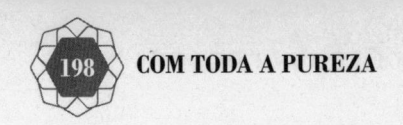

Ou ouça Isaías 56.3-5. Aqui Deus se dirige aos eunucos:

> (...) tampouco diga o eunuco: Eis que eu sou uma árvore seca. Porque assim diz o Senhor: Aos eunucos que guardam os meus sábados, escolhem aquilo que me agrada e abraçam a minha aliança, darei na minha casa e dentro dos meus muros, um memorial e um nome melhor do que filhos e filhas; um nome eterno darei a cada um deles, que nunca se apagará.

Pessoas solteiras dizem: "Não tenho filhos e não tenho futuro". Mas Deus diz: "Eu lhe darei um nome; um nome eterno. E darei uma recompensa muito maior que filhos".

Isso porque agora, através de Jesus, fazer parte do povo de Deus e parte do futuro de Deus não depende de casamento ou filhos. Quando a mãe e os irmãos de Jesus o procuram, ele pergunta: "Quem é minha mãe e meus irmãos? E, correndo o olhar pelos que estavam assentados ao redor, disse: Eis minha mãe e meus irmãos. Portanto, qualquer que fizer a vontade de Deus, esse é meu irmão, irmã e mãe" (Mc 3.33-35).

O casamento ilustra algumas grandes verdades sobre o amor pactual de Deus por seu povo. Mas, depois de Jesus, o celibato agora também ilustra algumas grandes verdades sobre a salvação de Deus. Ele nos lembra a todos, diz John Piper:

1. Que a família de Deus cresce não por propagação por meio de relações sexuais, mas por regeneração pela fé em Cristo;

2. Que os relacionamentos em Cristo são mais permanentes e mais preciosos do que os relacionamentos nas famílias;
3. Que o casamento é temporário e, finalmente, dará lugar ao relacionamento para o qual ele apontava o tempo todo: Cristo e a igreja — do mesmo modo como uma foto não é mais necessária quando você vê o objeto ou alguém pessoalmente;
4. Que a fidelidade a Cristo define o valor da vida; todos os outros relacionamentos obtêm seu significado final a partir desse. Nenhum relacionamento familiar é definitivo; o relacionamento com Cristo é.[96]

Todas as boas razões para se casar ainda estão presentes. Mas agora também há boas razões para permanecer solteiro. Jesus diz: "outros ainda não casam por causa do Reino do Céu. Quem puder, que aceite este ensinamento" (Mt 19.12, NTLH). O próprio Jesus não se casou.

Paulo também não. Ele diz: "Gostaria que todos os homens fossem como eu; mas cada um tem o seu próprio dom da parte de Deus; um de um modo, outro de outro. Digo, porém, aos solteiros e às viúvas: É bom que permaneçam como eu" (1Co 7.7–8, NVI). Ele explica o porquê:

> O que realmente eu quero é que estejais livres de preocupações. Quem não é casado cuida das coisas do Senhor, de como agradar ao Senhor; mas o que se casou

---

96 John Piper, "Single in Christ: A name better than sons and daughters". Disponível em: desiringgod.org, 29/4/2007.

> cuida das coisas do mundo, de como agradar à esposa, e assim está dividido. Também a mulher, tanto a viúva como a virgem, cuida das coisas do Senhor, para ser santa, assim no corpo como no espírito; a que se casou, porém, se preocupa com as coisas do mundo, de como agradar ao marido. (1Co 7.32-34)

O celibato traz suas próprias oportunidades de servir a Deus. Ele permite que você faça coisas que as pessoas casadas não podem fazer, ou pelo menos não podem fazer completamente.

Então, Paulo chama o casamento de presente e chama o celibato de presente. Alguns de vocês podem achar que ser solteiro é um presente indesejado! Parece o suéter laranja que sua avó lhe deu no Natal e que você nunca usará. Mas Deus o convida a ver o matrimônio como um presente, uma oportunidade de servir a Deus e deleitar-se em Deus. Deus oferece a você um presente "melhor do que filhos e filhas" (Is 56.5). Você aceita o presente dele?

Não viva como uma pessoa "ainda não casada" ou que "ficou pra titio". Não "lide" com o celibato como se ser solteiro fosse algum tipo de doença. Viva como uma pessoa presenteada por Deus com o celibato. Agarre as oportunidades que isso traz com entusiasmo. A pergunta que você precisa fazer não é: "Deus, por que você não me deu uma esposa?", mas "Deus, o que você está fazendo com e através do meu celibato?".[97]

---

97 Adaptado de Carolyn McCulley, *Did I kiss marriage goodbye? Trusting God for a hope deferred* (Crossway, 2004), p. 21.

Um pouco mais adiante, em 1 Coríntios, Paulo diz: "A manifestação do Espírito é concedida a cada um visando a um fim proveitoso" (12.7, ver também 1Pe 4.10). É a mesma palavra que Paulo usa para descrever o dom do celibato. Seu celibato não lhe pertence. Não é uma identidade, uma desculpa ou uma amargura que pertence a você. Foi dado a você para servir aos outros, para ser usado para glorificar a Deus e abençoar seu povo. (O mesmo se aplica ao casamento: o casamento não é seu, mas um presente que lhe foi dado para você servir a seu cônjuge, a seus filhos e à igreja.)

Então, como você pode chegar à conclusão se tem ou não o "dom do celibato"? Como você decide se pode servir melhor a Deus na condição de solteiro ou de casado? Se você é solteiro, tem o dom do celibato! Ser solteiro não é um chamado místico. São as circunstâncias em que você se encontra. Pode ou não significar que você sempre será solteiro. Mas, enquanto você é solteiro, veja isso como uma oportunidade de servir a Deus. A decisão de deixar de ser solteiro será determinada por suas oportunidades de serviço e de casamento!

"Não é bom que o homem esteja só", disse Deus. O casamento foi a primeira solução para essa solidão, mas não a solução única. A igreja deve ser uma família para os solteiros. Minha observação é que viver sozinho pode tornar as pessoas autocentradas, porque elas precisam agradar apenas a si mesmas. E esse é um solo fértil para a pornografia. Então, compartilhe sua vida com outras pessoas. Se possível, compartilhe sua casa com outra pessoa. Não se isole à noite, criando, assim, as condições perfeitas para se sentir tentado a consumir pornografia. Procure a comunidade cristã. E, se você é casado, seja aberto e hospitaleiro. Lembre-se de que o casamento é uma aliança de serviço. Não podemos ser maridos ou esposas substitutos, mas podemos ser irmãos e irmãs. A família da igreja dá filhos a pessoas solteiras. Oferece companheirismo, oportunidades de servir aos outros e cuidado na velhice. "Deus faz que o solitário more em família", diz o salmista em Salmos 68.6.

5. UMA VISÃO BÍBLICA DA GLÓRIA DE DEUS

Uma vida sem pornografia pode renovar seu relacionamento com as mulheres, com sua esposa e com sua futura esposa. Porém, ainda mais importante: pode renovar seu relacionamento com Deus.

O livro de Provérbios nos adverte contra o sexo adúltero e nos orienta a beber "a água da tua própria cisterna" (Pv 5.15). Pensar em sua esposa como um tanque de água pode não parecer a metáfora mais estimulante! Mas, no clima quente experimentado pelos leitores de Provérbios, a água fria contida nos poços profundos era uma imagem poderosa de refrigério, satisfação e prazer. Pense em um copo de limonada gelada em um dia quente de verão.

A mesma imagem é usada sobre nosso relacionamento com Deus. Deus diz: "Porque dois males cometeu o meu povo: a mim me deixaram, o manancial de águas vivas, e cavaram cisternas, cisternas rotas, que não retêm as águas" (Jr 2.13). Deus é a água fresca e viva que nos satisfaz e nos refresca. A pornografia é uma cisterna quebrada que não retém água e não pode satisfazer de maneira duradoura.

> Com efeito, Deus é bom para com Israel, para com os de coração limpo. Quanto a mim, porém, quase me resvalaram os pés; pouco faltou para que se desviassem os meus passos. Pois eu invejava os arrogantes, ao ver a prosperidade dos perversos. (Sl 73.1-3)

O salmista se vê em conflito pela maneira como os incrédulos parecem se sair tão bem na vida. Pode ser assim que você se sente sobre sexo e casamento. Você vê amigos se casando, ou vê amigos fazendo muito sexo. As pessoas podem rir de seu compromisso com a pureza. Você pode pensar que eles não são realmente felizes, mas parecem muito felizes! E, assim, você conclui, como o salmista no versículo 13: "Com efeito, inutilmente conservei puro o coração e lavei as mãos na inocência". "Digo sempre não à pornografia e ao sexo, mas Deus não me deu a esposa que eu quero ou o sexo que eu quero."

É assim que o salmista pensa, até que entra na presença de Deus (v. 17). Na presença de Deus, ele vê o destino final dos ímpios: eles estão em uma estrada escorregadia, rumo ao penhasco da destruição (v. 18). A perspectiva da eternidade permite ao salmista fazer esta adorável declaração:

> Quem mais tenho eu no céu? Não há outro em quem eu me compraza na terra. Ainda que a minha carne e o meu

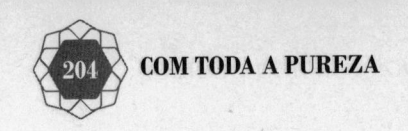

coração desfaleçam, Deus é a fortaleza do meu coração e a minha herança para sempre. (vv. 25-26).

Deus é suficiente para você em sua vida de solteiro?

Você sente que precisa se casar para ser completo? Se Deus *não é* suficiente para você, então você está criando esperanças em relação a um cônjuge que ninguém jamais poderia satisfazer. Você espera que eles forneçam uma completude que você não encontra em Deus. Com expectativas impossíveis assim, o casamento está fadado a causar decepção. "O meu amado é meu, e eu sou dele", diz a jovem no Cântico dos Cânticos (2.16; 6.3). Isso é algo belo para se dizer. Mas há uma coisa muito, muito melhor, para se dizer: "estou sempre contigo [...] Deus é a minha herança para sempre" (Sl 73.23, 26).

Deus é suficiente para você em seu casamento?

Talvez você seja casado e se decepcionou com o casamento. Pode ser que não haja nada de errado com seu cônjuge, exceto o fato de que você esperava demais dele. Deus não era suficiente para você e, por isso, você buscou satisfação, prazer e sentido no casamento. Mas seu cônjuge não é Deus e nunca poderá ser. Então, você recorreu à pornografia para conseguir o que seu casamento não forneceu. Mas a verdadeira questão é: Deus é suficiente para você?

Tenha uma visão grandiosa

Os seres humanos foram feitos à imagem de Deus para refletir a glória de Deus. Mas a humanidade rejeitou Deus.

> Porquanto, tendo conhecimento de Deus, não o glorificaram como Deus, nem lhe deram graças; antes, se tornaram nulos em seus próprios raciocínios, obscurecendo-se-lhes o coração insensato. Inculcando-se por sábios, tornaram-se loucos e mudaram a glória do Deus incorruptível em semelhança da imagem de homem corruptível, bem como de aves, quadrúpedes e répteis. Por isso, Deus entregou tais homens à imundícia, pelas concupiscências de seu próprio coração, para desonrarem o seu corpo entre si. (Rm 1.21-24)

Escolhemos não glorificar a Deus e, em vez disso, buscar nossa própria glória tola. Trocamos a glória do Deus imortal e, em seu lugar, procuramos a glória nas coisas criadas. Isso destruiu nosso relacionamento com Deus; tornamo-nos seus inimigos. E também destruiu nossa vida sexual (v. 24). Para nós, o sexo tornou-se uma busca por vanglória, com resultados devastadores. Quando rejeitamos a glória de Deus, nossa vida sexual dá errado.

Pela graça de Deus, não somos deixados nesse estado miserável. Cristo entrou em nosso mundo como a verdadeira imagem de Deus, para nos refazer à imagem de Deus. "Se alguém está em Cristo", diz Paulo, "é nova criatura; as coisas antigas já passaram; eis que se fizeram novas" (2Co 5.17). Fomos criados à imagem de Deus, mas estragamos essa imagem e, como resultado, estragamos nossa sexualidade. Mas, em Cristo, há uma nova criação. Estamos sendo recriados à imagem de Deus para refletir novamente a glória de Deus. Mark Driscoll nos encoraja a colocar uma ponta de um graveto no fogo:

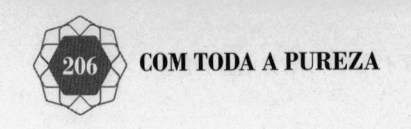

> Quando essa ponta ficar quente e acesa pela glória do fogo até que seu calor e luz sejam transferidos para ela, tire-a e olhe para ela. Lembre-se de que quando a Bíblia diz que você é a glória de Deus, significa que você é como esse graveto; deve aproximar-se do Deus puro e poderoso que é seu Pai e irradiar seu calor e luz para o mundo.
> Você não é um animal. Você é a glória de Deus.
> Você não é um pervertido. Você é a glória de Deus.
> Você não é um viciado. Você é a glória de Deus.
> Você não é uma vítima. Você é a glória de Deus.
> Você não é um tolo. Você é a glória de Deus.[98]

Não se limite apenas a tentar parar de usar pornografia, por mais importante que seja. Deixe-me sugerir que você tenha uma visão de algo muito maior: a visão de refletir a glória de Cristo no mundo. Só isso será grande o suficiente para eclipsar os apelos da pornografia.

O que acontece se você avaliar uma vida com pornografia contra uma vida sem pornografia? Posto assim, a pornografia sempre vencerá, pois oferece excitação, prazer, emoção. Uma vida sem pornografia é uma vida sem essas excitações, sem esses prazeres e emoções; por definição, uma vida "sem", uma vida menor.

---

98 Mark Driscoll, *Porn-Again Christian*, pp. 27-28.

Mas uma vida sem pornografia não é a verdadeira alternativa a uma vida com pornografia. Em vez disso, deveríamos ponderar uma vida com pornografia contra uma vida vivida para a glória de Deus. Pornografia *versus* glória; pornografia *versus* Deus; prazer fugaz *versus* prazer duradouro; vergonha *versus* glória; destruição *versus* vida eterna: qual parece a vida menor agora? "Eu me reorientei para quem é Deus", diz Felipe, "e o que ele fez por um mundo pecaminoso. Isso foi muito eficaz em reduzir minha necessidade de pornografia e também em dar um propósito real ao meu vazio: existir apenas para a glória de Deus".

Por que o universo é tão grande?

Um ano-luz é a distância percorrida pela luz em um ano. Isso equivale a quase 9,5 trilhões de quilômetros. A distância entre Londres e Nova York é de 5.581 quilômetros. Portanto, para viajar o equivalente a um ano-luz, você teria de viajar de Londres a Nova York 1.695 *milhões* de vezes. Nossa galáxia tem aproximadamente 100.000 anos-luz de diâmetro. A próxima galáxia depois da nossa fica a dois milhões de anos-luz de distância. E acredita-se que haja pelo menos cem bilhões de galáxias no universo.

Por que o universo é tão grande? Tudo isso é realmente necessário? Parece haver uma redundância de espaço.

A resposta, de acordo com Salmos 19.1, é que "os céus proclamam a glória de Deus, e o firmamento anuncia as obras das suas mãos". Salomão diz: "Eis que os céus e até o céu dos céus não te podem conter" (1Rs 8.27). A escala do universo está além de qualquer coisa que somos capazes de dimensionar. No entanto, Salomão diz que não é grande o suficiente para conter Deus. Isaías diz que Deus mediu o universo a palmos (Is 40.12).

Não é apenas a vasta escala do universo que declara a glória de Deus. Considere uma única folha. Olhe-a de perto. Veja o caminho das veias sob sua superfície. Sensacional. Cada folha é única, algo muito belo. Agora observe uma floresta inteira: centenas de árvores, cada uma com milhares de folhas. Cada um desses milhões de folhas é uma beleza requintada, mas raramente paramos para apreciar mesmo uma delas. Em nosso mundo, há um exagero impressionante de beleza, uma redundância de beleza muito além de qualquer coisa que os humanos possam absorver, beleza que não serve a nenhum propósito senão contribuir para o deleite do próprio Deus. Considere um único floco de neve. Cada um é único, desenhado com precisão. Então, amplie isso até uma paisagem nevada: uma redundância extravagante e ousada de beleza, toda para a glória de Deus.

O universo é tão grande e detalhado para que possamos vislumbrar algo da glória de seu Criador. Mais do que isso, ele é como é porque Deus estava criando um palco adequado para a cruz. A Bíblia diz que Jesus foi morto antes da fundação do mundo. A cruz veio primeiro no plano de Deus; foi o ponto de partida. Para mostrar sua graça, Deus enviou seu Filho para redimir seu povo rebelde para sua glória eterna. O repetido refrão de Paulo ao apresentar o plano eterno de salvação em Efésios 1 é que tudo é "para louvor da glória de sua graça" (vv. 6, 12, 14). As bênçãos de Deus para nós; sua eterna escolha de nos salvar; nossa adoção em sua família; nossa redenção do pecado através do sangue de Cristo; o perdão dos pecados; a revelação do plano de Deus; a iluminação de nossos corações pelo Espírito; a nova vida espiritual que Deus dá a seus filhos; o dom do Espírito; a esperança de uma herança gloriosa; tudo tem como objetivo final o louvor da glória de Deus. Deus nos assentou com Cristo, diz Paulo, "para mostrar, nos séculos vindouros, a suprema riqueza da sua graça, em bondade para conosco, em Cristo Jesus" (2.7). Criação, história, tudo é feito para a cruz. É ali que Deus, final e mais completamente, mostra sua glória. Ali na cruz, nós vemos não apenas a glória de seu poder, mas também a glória de seu amor. E que palco é apropriado a esse ato central do drama da história e da eternidade? Apenas um universo de escala inimaginável em detalhes e beleza.

O universo tinha de ser assim tão grande. E aquilo que Deus criou milhões de estrelas para fazer, ele também criou você para fazer: declarar a glória dele. Você declara a glória de Deus quando confia em suas promessas, deleita-se em sua palavra, serve ao seu povo, canta seus louvores, cuida de seu mundo, proclama seu evangelho, chama-o de Pai e clama a ele por misericórdia.

E essa escolha está diante de você quando se sente tentado a ver pornografia. Você vai escolher a vergonha da pornografia ou a glória de Deus?

CONCLUSÃO
JUNTANDO TUDO

Tabela 7

1. Repulsa à pornografia	ódio à pornografia em si (não apenas à vergonha que traz consigo) e desejo de mudança
2. Reverência a Deus	desejo por Deus, decorrente da confiança de que ele oferece mais que a pornografia
3. Repouso na graça	segurança de que você é amado por Deus e justificado por Deus pela fé na obra de Jesus
4. Resistência à tentação	compromisso de fazer tudo o que estiver ao seu alcance para evitar a tentação, a começar pelos controles de seu computador
5. Responsabilização perante os outros	uma comunidade de cristãos que o faz prestar contas e o apoia em sua luta

Muitas pessoas começam pelas partes 4 e 5, mas, na verdade, são apenas reforços das partes 1 a 3. No entanto, se elas não estiverem presentes, é improvável que você consiga mudar no longo prazo. De fato, é improvável que você leve a sério parar com a pornografia (parte 1) se não estiver disposto a colocar as partes 4 e 5 em ação. Provavelmente nenhuma dessas partes vai resolver sozinha. Mas, juntas, oferecem uma verdadeira esperança de mudança.

Veja estas histórias. Todas testemunham a importância de uma estratégia multifacetada, com foco nas afeições do coração.

> A pura força de vontade não funcionou muito bem. Lembrar a mim mesmo que é pecado também não funcionou muito bem. No fim das contas, o que ajudou foi quando estabeleci relacionamentos significativos com outros cristãos que também tinham as mesmas lutas contra a pornografia e que eram francos a esse respeito. Compreender que Deus está presente no processo de me ajudar a superar a pornografia foi uma *grande* ajuda. Finalmente, enquanto eu me preparava para o casamento e passei a entender o plano de Deus para o casamento — sobre como um homem deve amar sua esposa como Jesus amou a igreja —, toda a ideia de pornografia partiu (ainda parte) meu coração e eu não conseguia mais fazer isso.
>
> Conversar com outros homens e ter grupos de responsabilização ajudam. Eu tenho o programa x3watch, que me mantém responsabilizado (ou me obriga a ser

mais furtivo). Também recebo aconselhamento cristão, o que ajudou bastante. Orar pelas questões reais na base (como lascívia ou dependência emocional), em vez de enfrentar suas manifestações (pornografia e masturbação), é provavelmente o único método eficaz de lidar com isso.

Descobri que trabalhar na construção de um entendimento cristão sobre casamento e sexo ajudou. Também uma compreensão de como a indústria do sexo destrói vidas. Essas coisas diminuíram significativamente minha atração por pornografia. Não é mais o que eu quero. A outra coisa é um relacionamento mais próximo com Deus, baseado apenas em sua graça, transformando-me e me tornando mais como seu Filho. Desenvolver o autocontrole em geral. E entender o que desencadeia a tentação e quais cenários evitar. Se estou cansado e entediado, leio um bom livro, assisto a um esporte ou a um bom filme. Eu tenho essas opções planejadas com antecedência.

Meus esforços iniciais consistiam em tentar aumentar a força de vontade para resistir, o que, é claro, falhou miseravelmente. O fato de meus colegas de quarto e eu deixarmos nossos computadores na sala do andar de baixo foi eficaz. Essa abertura ajuda. Mas meios externos sempre podem ser contornados. A meditação sobre o valor de Cristo e as promessas de liberdade no evangelho foram as únicas coisas consistentes e profundamente eficazes.

PERGUNTAS DE REFLEXÃO

1. Quais efeitos a pornografia teve em sua vida? Como afetou seu relacionamento com seu cônjuge? Com sua família? Com outras pessoas? Como afetou seu relacionamento com Deus e com seu povo? (Capítulo 1)

2. Quais situações desencadeiam sua tentação de usar pornografia? Como você justifica ou racionaliza o uso de pornografia? Quais verdades confrontam essas desculpas? (Capítulo 2)

3. O que a pornografia lhe oferece? Como Deus oferece mais? A quais verdades você recorrerá nos momentos de tentação? (Capítulo 2)

4. Como você acha que Deus vê você? De que maneira você está buscando seu Pai celestial por ajuda? O que você está fazendo para renovar seu prazer em Jesus? Como você experimenta a condução e a capacitação do Espírito Santo? (Capítulo 3)

5. Quais estratégias para evitar a tentação você está adotando? Há outras áreas de sua vida em que você precisa desenvolver o autocontrole além da pornografia? Quais medidas você está tomando para aproveitar melhor as "armas" da fé na batalha contra a pornografia? (Capítulo 4)

6. Quais medidas você está tomando para garantir que você seja responsabilizado e apoiado em sua luta? Com quem você está falando sobre sua luta contra a pornografia? Vocês se encontram regularmente? (Capítulo 4)

7. De que maneiras Deus está chamando você para renovar seu compromisso de viver para a glória dele?

Como você pode servir melhor a seu cônjuge? À sua família? À sua igreja? Ao seu bairro? (Capítulo 5)

UMA ORAÇÃO DE CONFISSÃO

É hora de confessar seu pecado a Deus e voltar-se para ele em arrependimento. Use a oração de arrependimento de Davi no Salmo 51, depois do pecado sexual dele, como sendo sua.

> Compadece-te de mim, ó Deus, segundo a tua benignidade; e, segundo a multidão das tuas misericórdias, apaga as minhas transgressões.

Como você vê Deus? Como você acha que Deus vê você? Medite em sua grande compaixão. Compare seu amor falho por ele ao seu amor infalível por você.

> Lava-me completamente da minha iniquidade e purifica-me do meu pecado. Pois eu conheço as minhas transgressões, e o meu pecado está sempre diante de mim.

Confesse as especificidades de seu pecado. Diga a Deus o que você fez e quando. Inclua não apenas ver pornografia, mas também ter fantasias sexuais, responsabilidades fracassadas e tratar mal sua família.

> Pequei contra ti, contra ti somente, e fiz o que é mau perante os teus olhos,

Identifique como você pecou contra seu cônjuge, sua família, as mulheres (ou os homens) em geral e sua igreja. Agora identifique o pecado contra Deus por trás disso. De que maneiras você pensou que a pornografia poderia oferecer mais do que Deus?

> de maneira que serás tido por justo no teu falar e puro no teu julgar.

Se Deus o julgasse por seu pecado sexual, você está convencido de que ele teria razão em fazê-lo? Você poderia celebrar a justiça de seu juízo?

> Eu nasci na iniquidade, e em pecado me concebeu minha mãe. Eis que te comprazes na verdade no íntimo e no recôndito me fazes conhecer a sabedoria.

Em que você colocou a culpa por seu uso de pornografia? Qual é a causa final? Em que verdades você deixou de acreditar?

> Purifica-me com hissopo, e ficarei limpo; lava-me, e ficarei mais alvo que a neve.

O pecado não apenas nos torna culpados, mas também nos torna impuros. Mas a graça nos torna mais brancos que a neve. Quem é você? O que define você? O que lhe dá sua identidade? A pornografia ou Cristo?

> Faze-me ouvir júbilo e alegria, para que exultem os ossos que esmagaste. Esconde o rosto dos meus pecados e apaga todas as minhas iniquidades.

Escute com atenção o júbilo e a alegria. De onde eles vêm? Quais verdades combatem as falsas promessas da pornografia em sua vida? Retorne a essas verdades até que lhe tragam júbilo e alegria ao coração.

> Cria em mim, ó Deus, um coração puro e renova dentro de mim um espírito inabalável. Não me repulses da tua presença, nem me retires o teu Santo Espírito. Restitui-me a alegria da tua salvação e sustenta-me com um espírito voluntário.

Peça a Deus para lhe proporcionar os recursos para combater a pornografia. Peça a ele que lhe dê um coração sexualmente puro e um espírito inabalável para resistir à tentação sexual. Peça a ele para encher você com a presença de seu Espírito. Peça a ele que dê a alegria em Cristo — a alegria que dá disposição para você prosseguir na luta contra o pecado. Ore especialmente pelos momentos em que você sabe que está vulnerável à tentação.

> Então, ensinarei aos transgressores os teus caminhos, e os pecadores se converterão a ti.

A quem você poderia contar sua história de salvação? Você pode ajudar alguém? Com quem você pode prestar contas?

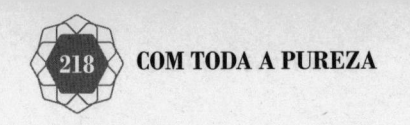

> Livra-me dos crimes de sangue, ó Deus, Deus da minha salvação, e a minha língua exaltará a tua justiça. Abre, Senhor, os meus lábios, e a minha boca manifestará os teus louvores.

É hora de deixar de se preocupar com pornografia e começar a celebrar o Deus que salva. Reserve um tempo para cantar sua justiça e declarar seu louvor.

> Pois não te comprazes em sacrifícios; do contrário, eu tos daria; e não te agradas de holocaustos. Sacrifícios agradáveis a Deus são o espírito quebrantado; coração compungido e contrito, não o desprezarás, ó Deus.

Você tem tentado conquistar a aprovação de Deus? Você hesitou em buscar a Deus depois de usar pornografia? Achegue-se a ele agora, oferecendo seu coração partido. Ele não desprezará nem rejeitará você.

> Faze bem a Sião, segundo a tua boa vontade; edifica os muros de Jerusalém. Então, te agradarás dos sacrifícios de justiça, dos holocaustos e das ofertas queimadas; e sobre o teu altar se oferecerão novilhos.

É hora de deixar de se preocupar com pornografia e começar a servir ao povo de Deus. O que você pode fazer para servir em sua igreja? O que você pode fazer para servir em seu bairro? O que você pode fazer para edificar o reino de Cristo?

FIEL
MINISTÉRIO

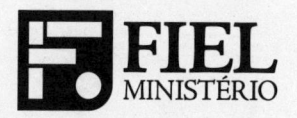

O Ministério Fiel visa apoiar a igreja de Deus, fornecendo conteúdo fiel às Escrituras através de conferências, cursos teológicos, literatura, ministério Adote um Pastor e conteúdo online gratuito.

Disponibilizamos em nosso site centenas de recursos, como vídeos de pregações e conferências, artigos, e-books, audiolivros, blog e muito mais. Lá também é possível assinar nosso informativo e se tornar parte da comunidade Fiel, recebendo acesso a esses e outros materiais, além de promoções exclusivas.

Visite nosso site

www.ministeriofiel.com.br

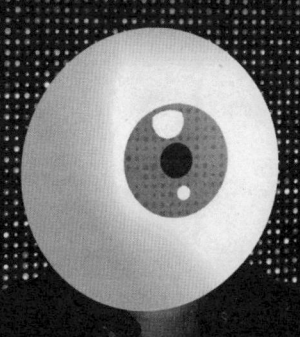

LEIA TAMBÉM

TONY REINKE
A GUERRA DOS ESPETÁCULOS
O CRISTÃO NA ERA DA MÍDIA

LEIA TAMBÉM

JACKIE HILL PERRY

GAROTA GAY, BOM DEUS

A história de quem eu era e de quem Deus sempre foi

LEIA TAMBÉM

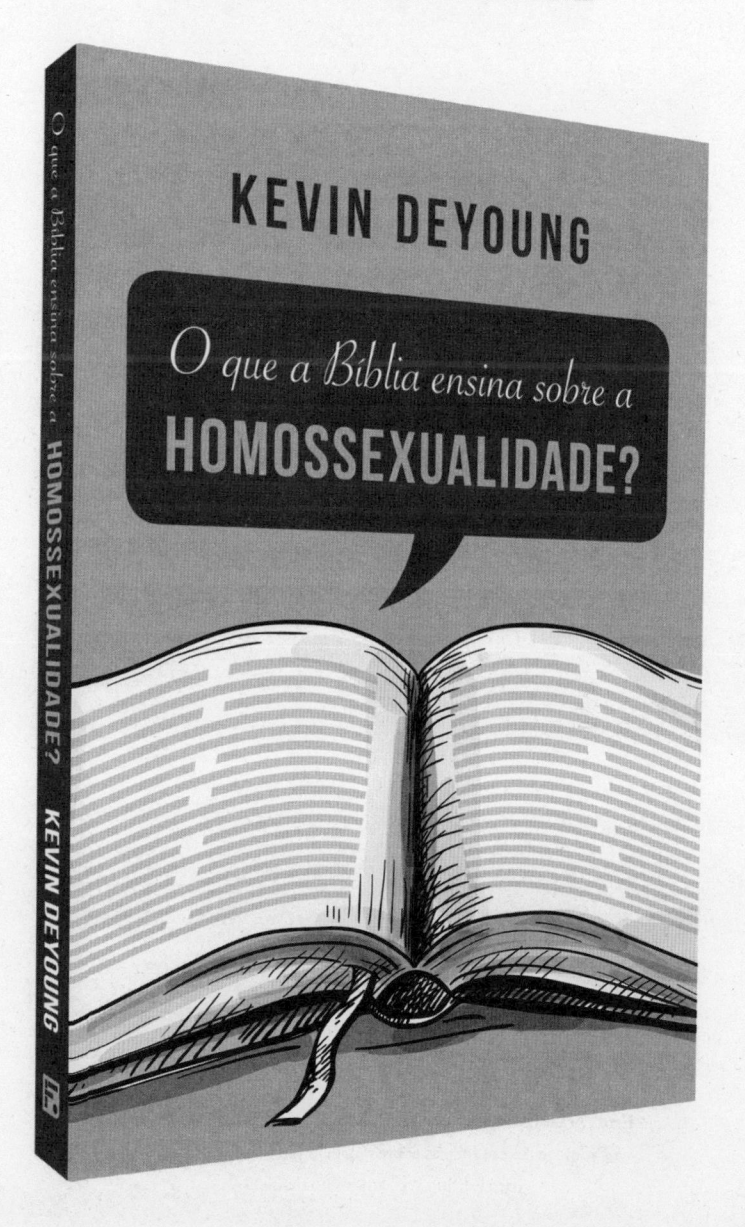

KEVIN DEYOUNG

O que a Bíblia ensina sobre a **HOMOSSEXUALIDADE?**

Esta obra foi composta em AJenson Pro Regular 12,2 e impressa
na Promove Artes Gráficas sobre o papel Pólen Natural 70g/m²,
para Editora Fiel, em Junho de 2022